면역력 증가 활기찬 하루

知我者昌
求是得實

나를 깨달아 아는 자
창성할 것이요
구하는대로 실상을
얻으리라

參佺戒經

그림으로 재미있게 배우는

건강 도인체조

健康 道人體操

기초 테크닉
동영상 QR코드
수록!

윤태호 저

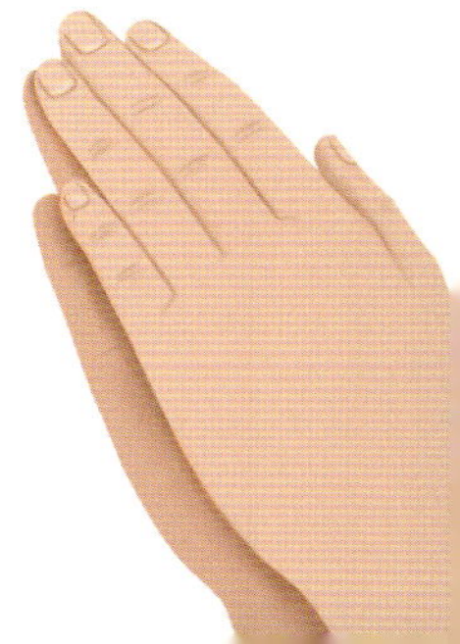

도서출판 대학서림

간행사

건강 도인체조

바삐 살다 보니 벌써 60대 중반을 넘어 70을 바라보는 나이가 되었습니다.

저는 육이오 사변의 와중에 허약한 몸으로 태어나 겨울이 가까워지면 감기와 편도선에 시달리면서 어린 시절을 보냈고, 중학생 때에는 머리에 생긴 버짐과 폐결핵 배앓이 아토피로 고생하고, 고등학교를 다닐 때에는 온몸에 부스럼과 습진을 앓으며 성장하였습니다. 결혼 전에는 격무와 술로 악성 빈혈에 걸린 적도 있고, 봄에는 화분 알레르기로 숨이 막힐 정도까지 기침도 해 보았으며, 가을부터 기후가 건조해 지면 피부에 많은 문제가 생겨 가려워 긁고 피가 나는 힘든 세월을 살아온 경험도 있습니다.

이 모든 것이 육이오 사변의 2년간, 피난 생활을 하면서 굶주리고 허약해진 부모님께서 잉태하셔서 낳으신 뒤, 미군 원조 물자로 배급받은 밀가루와 우유가루 감자 등을 먹으면서 수유도 제대로 하지 못하고 길렀기 때문이 아닐까 생각해 봅니다. 제 몸에 발생했던 많은 병과 피부 질환이 육이오 사변 이후 우리의 열악했던 생활환경과 1960년대까지 최빈국 중의 하나였던 가난했던 국가에서 일반적으로 볼 수 있는 영양결핍의 산물이 아니었던가 생각해 봅니다.

1970년대 이후 밀가루 음식이 상에 오르고 고기가 흔해지면서 영양 상태가 나아질 때는, 격무와 술, 고기로 인해 간이 피로해지고 업무 스트레스로 급성 B형 간염에 걸려 6주간 병원에 입원하였는데, 그때는 마치 인생이 끝난 것 같은 반 자포자기 상태로 병마와 싸우던 기억도 납니다.

그러나 30대 초반부터 시작한 단전호흡 덕분에 그 어려운 B형 간염의 항체를 몸 안에 형성하여, 중국에 가서도 40~70도의 독한 백주로 건배를 하면서 사업을 일구었던 때도 있었습니다.

육십이 넘은 지금, 옛날을 회상해 보면 이 모든 어려움을 극복할 수 있었던 것은, 돌아가신 선친께서 하루도 거르지 않고 30분씩 운동을 하시는 것을 보면서 자란 덕택이 아닐까 생각해 봅니다.

선친께서는 아침에 일어나시면 얼굴을 쓰다듬으시고 팔과 다리를 두드리시고 시조를 한 수 하신 다음, 일어서서 근육을 단련하는 운동을 하셨습니다. 식사하실 때는 항상 서른여섯 번을 씹어 침을 충분히 음식과 섞어 저작한 다음에 삼키시고 식사가 끝나신 후에는 잠시 휴식을 하셨다가 일어나셔서 활동을 하셨습니다. 그 덕분이신지 회갑을 지나고 중풍을 맞으셨으나 당신의 의지와 노력으로 극복하시고, 84세까지 건강히 사시다가 일주일 병원에 입원하셨다가 편안히 하늘나라로 떠나셨습니다.

저도 학교를 졸업하고 20대에는 직장생활을 하면서, (그 당시에는 통행금지가 있어 12시 전에는 집에 와야 했으므로) 직장 동료나 거래처 사람들과 폭음을 하고 와서도, 새벽에는 일어나 두 번 정도 학교에서 배운 재건체조를 하고 술을 깬 뒤, 출근하였던 기억이 납니다.

30대 초에는 단전호흡을 시작해서 준비운동과 호흡운동을 하고 마무리 체조를 해서 하루하루를 활기차게 살았으며, 30년이 지난 지금까지도 매일 단전호흡과 운동을 꾸준히 해서 건강하게 살고 있습니다.

이제 와서 되돌아보니, '아버님께서 무언으로 보여주신 아침 체조가 내게도 유전이 되어 있구나.' 하는 생각을 하게 됩니다. 제게 이렇게 좋은 습관을 물려주신 선친께 감사를 올립니다.

저의 사촌 형님께서는 저보다 30세 이상 나이가 많으셨습니다.

제가 아버님 나이 50에 태어났으니 당연한 일이겠지요.

연세가 90에 가까워지시면서 가족들이 협의해서 요양병원에 입원시켜 드렸습니다. 고향에 들를 때마다 찾아보곤 했는데 볼 때마다 쇠약해지시고 수척해 가는 것을 보면서 '사람이 한평생 씩씩하게 살다가 나이가 들면 이렇게 죽게 되는구나.' 하는 생각을 하게 되었습니다.

내 수명이 얼마나 되는지는 몰라도 저렇게 무기력하게 지루한 삶을 살다가야 한다면, 이것은 아닌 것 같다는 생각이 번쩍 들어 침상에 누워서 할 수 있는 운동을 개발하자는 생각을 갖게 되었습니다.

아버님께서 매일 아침 운동하시던 방법과 선도 수련을 하면서 느끼고 공부한 것을 배합하고 정리해서 실천해 본

결과, 우선 잠이 잘 왔습니다. 잠자리에서 일어나기 전에 눈과 귀와 코와 치아와 혀를 충분히 운동하고 일어나니 몸이 부드러워지고 입안에 침이 풍부해지며 기혈 순환이 원활해져서 활동하기 좋은 상태로 몸이 만들어집니다.

누워서 뿐만 아니라 앉아서, 또한 서서 할 수 있는 건강 도인체조는 병원에 누워 치료를 하고 있는 분들이나 회복단계에 있는 분들과 요양원이나 요양병원에서 생의 마감을 기다리시는 분들이 가장 손쉽게 하실 수 있는 운동입니다. 저는 이처럼 어려운 삶을 사는 분들을 위해 책을 발간하기로 결심하였습니다.

책을 발간하는 데는 약 18년 전에 회사에 입사하였다가 유럽에서 연수를 받고 그만둔 직원의 뜻에 감사하는 마음이 더해져 있습니다.

2015년 봄에 제게 메일이 들어 왔습니다.

"사장님 박O수인데 1,000만 원 수표를 보냈으니 사용해 달라."는 내용이었습니다. 기억을 더듬어 보니 그런 직원이 있었다는 생각이 들어 연락을 하려는데 전화번호가 없어 이메일로 "받지 않아도 그 뜻을 고맙게 여기겠다."라고 하고,

전화번호와 주소를 보내 줄 것을 부탁하였는데, 메일로 "꼭 받아 주셔야 된다."는 말만 하고 전화번호나 집 주소는 알려 주지 않는 것이었습니다. 며칠 후 등기가 배달되었는데 보니 우체국예금 수표로 1,000만 원이 들어 있었습니다.

수표를 받고 나서 연락을 하니 그제야 전화번호를 알려 주어 만나게 되었습니다.

가정형편이나 생활이 그렇게 풍족해 보이지 않았으나 "회사를 갑자기 떠나게 되어 사장님 기대에 부응해 드리지 못하고 회사에 큰 손해를 끼쳐 드리게 되어 반드시 갚아 드리겠다는 각오를 하고 조금씩 적금을 들어 1,000만 원을 만들었다."는 이야기에 콧등이 시큰해지더군요.

그래서 "1,000만 원에 대해 감사한 마음으로 뜻과 정성을 받겠으며 돈은 돌려줄 터이니 가져가."라고 하였으나, 본인이 완강히 사양해서 다시 갖고 왔습니다.

이 돈으로 무엇을 할 것인가 고민하다가 통장을 하나 만들어 보관을 하고 여유가 생기는 대로 기금을 모아 나가자고 결정하고 이름을 '윤수 장학회'라고 짓고 통장을 개설하였습니다.

앞으로 이 통장에 모이는 기금은 우리의 첫 조상이신 단군과 환웅 환인의 역사를 공부하고 복원하려는 사람들에게 장학금으로 지급하고 오직 홍익하는 일에만 사용하자는 목표를 세우고 운영하고 있습니다.

이번에 발간되는 건강 도인체조는 이 장학 기금에 모인 돈으로 시작하는 첫 사업인 것입니다.

책을 발간하여 우선 이 책을 필요로 하는 어려운 분들에게는 무상으로 보내 드릴 계획입니다.
이 글을 읽으시는 분들께서 추천해 주시는 주소로 무상으로 보내 드릴 것이니 건강 도인체조를 해서 건강이 좋아질 수 있는 분들이 있다면 즉시 추천하여 주시기 바랍니다.

절반의 책은 판매 할 것이며 들어오는 수익은 모두 다시 책을 발간하거나 윤수 장학회의 사업 기금으로 사용할 것을 약속드립니다.

이 책을 읽으시고 매일 한 가지씩 따라서 하시다 보면 열흘 정도면 12가지 체조를 자신의 것으로 만드시게 될 것입니다. 그렇게 10일간만 매일 아침 잠자리에서 눈을 뜨면 바로 손을 비벼서 운동하시고, 주무시기 전에 잠자리에서 한 번 실행을 하시면 깊은 잠을 자게 되며 눈에 힘이 들어가고 귀에서 이명이 들리지 않는 것을 느끼시게 될 것입니다.

하늘이 내려 주신 우리 몸에 깃들어 있는 면역력을 일깨우고 생체의 리듬을 찾아 건강한 생활을 영위하시기를 기원합니다.

이 책이 발간되기까지 원고를 확인해 주시고 조언을 주신 이상남 화백과 정경화 씨 그리고 책의 표지 글을 써주신 서예가 여천 김정화 선생님, 대학서림의 윤진영 사장님과 김량희 팀장과 삽화를 맡아 준 김준식 화백께 깊은 감사를 드립니다.

정유년 초겨울
승검당(承儉堂)에서
비봉산인(飛鳳山人)
승산 윤 태호 識

차례

사랑하는 내 몸을 위하여

모든 사람은 건강을 원한다.

건강하게 오래 살기를 바라는 것은 인지상정이다.

운동을 하고 비타민을 먹고 보약을 마시고 병원에 다니며 누구나 스스로의 건강을 유지하기 위해 온갖 노력을 다한다. 헬스장에 가서 살을 빼고 강변을 걷고 등산을 하고 음식을 조절하면서 현대인의 평균 수명은 70을 넘어 80을 넘보고 있다.

건강하기 위해 우리가 들이는 노력이 힘이 떨어지기 시작하는 60대 후반에 들어가면 크게 도움이 되지 않는다는 것을 점차 느끼게 되고 70이 넘으면 자신의 몸과 건강을 관리하는 일에 게을러지기 시작한다.

특히 아침에 잠자리에서 깨어나 화장실을 가다가 넘어져 고관절 골절을 당하는 경우가 많으며 이로부터 몸이 쇠약해지고 오랫동안 병원 신세를 지다가 서서히 사라져 가는 것이 현실이다.

게을러지고 낙상을 당해 골절이 되고 병원 신세를 져야 하는 것이 모두 몸이 굳어 부드럽지 못한데 시작되는 것이다.

몸을 부드럽게 하려면 어떻게 해야 할 것인가?

잠자리에서 눈을 뜨면 바로 두 손을 들어 열심히 비비자.
열여섯까지 세면서 손바닥에서 뜨거운 열이 날 때까지 비비자.
손가락과 손가락을 사이에 끼워 열심히 비비자 뜨거운 열이 날 때까지.

손등을 쓰다듬자. 사랑스러운 마음으로.
오늘 하루 수고해줄 손을 감사하는 마음으로 쓰다듬어 주자. 속도를 빨리해서.

따뜻해진 손바닥으로 눈을 만져주고 귀를 만져주겨 코를 비벼주자. 머리를 긁어주고 쓸어주자 사랑하는 마음과 감사하는 마음을 갖고 정성스럽게 쓸어주고 두드려주고 쪼아 주자.

열두 가지 순서에 따라서.

혈액이 순환되며 기운이 돌아오고 정신이 맑아지는 것을 느끼며 입안에 고인 침을 세 번에 나누어 마시며 바로 기화하여 내 몸에 힘으로 바뀌는 것을 느껴보자.

정골正骨과 정골을 부딪히고 용천을 두드려 주며 몸의 정중선과 옆구리를 타고 쪼아 내려가면서 임파선을 활성화시켜주자. 단전을 두드려 주고 콩팥을 쓸어주어 기를 활성화시키고 수승화강水昇火降을 도와주자.

하루 종일 컴퓨터와 스마트 폰을 두드리느라 피로해진 손끝, 손목 어깨 목 허리를 돌려주고 뿌려 주어 피로를 회복시키자.

잠자리에 들기 전에 이완법을 실행하여 깊고 편안한 잠을 자자.

내관법을 공부해서 우리 몸에 깃들어 있는 우주의 질서를 찾아보자.
내가 왜 소우주인가 스스로 깨우쳐 보자,

참으로 감사하고 감사하다 내 몸이여.
정녕 네가 있어 내가 살고 내가 있어 네가 사는구나.
너와 내가 하나 되어 이 거친 세상 풍파를 헤쳐 나가며
내 품에 들어온 모든 생명이
자신의 삶을 마음껏 누리고 즐겁게 살 수 있게
우리 함께 노력하자.

건강 도인체조

아름다운 밤하늘을 올려다보라!

별이 쏟아지는 한밤중 하늘을 향해 북두칠성님께 두 손을 모으시고 가족의 안녕을 기원하시던 할머니나 어머님을 본 기억이 떠오르는 사람들이 많이 있을 것이다.

하늘의 뭇 별을 주관하시는 북두칠성님께 기도를 올리기 위해 목욕재계하시고 비록 낡은 옷이나 세탁을 해서 풀을 먹이고 벌건 숯을 올린 다리미로 다려서 정갈히 입으시고 머리에 은비녀 꽂으시고 우물에서 정화수 길어 한 사발 가득 장독대 위에 올려놓고 정성껏 기도를 하시면서 두 손을 모아 빌던 모습은 이 세상 어느 모습보다도 아름답고 고귀한 기억으로 남아있다.

내 어머님도 집안에 어려운 일이 있거나 자식이 군대에 가거나 학교에 입학하기 위해 시험을 치를 때면 어김없이 장독대에 정화수井華水를 올려놓고 정성껏 칠성님께 두 손 모아 빌고 축원을 하셨던 분이시다.

하늘에서 모든 별자리를 관장하는 북두칠성님과 같이 사람에게 있어 두 손은 모든 사물을 관장하고 다루며 만드는 일을 한다. 두 손이 없었다면 우리 인간이 과연 지금과 같이 고도로 발전된 과학 문명을 누릴 수 있었을까?

예전에 인간의 근육과 노동으로 하던 많은 일이 기계화되고 자동화되어 이제 우리는 손가락만 가지고 무엇이든 만들고 활용하는 시대를 살고 있다.

특히 현대의 많은 사람은 컴퓨터의 발명으로 인간의 뇌와 같은 기능을 하는 기계를 오직 열 손가락으로 움직이고 모바일 스마트폰을 갖고 엄지만 사용해 문자도 보내고 밴드도 하고 카톡도 하는 시대를 향유하고 있다.

어쩌다 손을 다쳐 깁스를 하고 있으면 손과 팔이 얼마나 중요한지 알게 되나 우리는 대부분 손의 고마움을 모른 채 오직 혹사만 시키면서 살고 있다.

도인체조는 우리 몸에서 가장 중요하고 가장 완벽한 기능을 지니고 있는 손을 사용해서 내 몸의 피로를 풀고 내 얼굴을 윤기 있고 아름답게 만들며 발에 몰리는 혈액과 복부에 차 있는 혈액을 신체 전체로 골고루 분산시켜 우리 몸이 지니고 있는 자연치유능력을 복원시키기 위해 개발되었다.

사람은 숨 쉬고 음식물을 섭취하고 소화와 대사 작용을 통해 내 몸이 필요로 하는 에너지를 만들어서 삶을 살아가며, 성생활을 통해 자식을 낳고 삶을 이어 나가는 것이다.

소화와 대사 과정에서 생기는 가스를 빼내 주고 신선한 산소를 받아들이며 감정과 마음에서 떠오르는 나쁜 생각과 부정적인 감정을 다스리는 요체는 바로 내 몸과 대화를 시작하는데 있다.
내 몸의 기관 하나하나가 내가 살아가는 데 얼마나 귀중하며 얼마나 중요한 일을 수행하고 있는지 깨닫는다면 이 세상 어떤 것보다 소중하고 고마운 것이 내 몸이라는 것을 절감하게 될 것이다.

항상 몸에게 고마운 마음으로 마음이 감사를 표시할 수 있다면 그래서 몸이 원하는 대로 마음이 따라 주고, 몸은 스스로의 마음에서 요구하는 대로 절제하고 따라 줄 수 있다면 음과 양의 화평 중정의 장陰陽和平中正之場이 우리 몸에서 이루어질 것이다.

세상에서 가장 간단한 건강 도인체조로 매일매일을 활기차고 건강하게 시작하고 나의 유쾌하고 발랄함이 주위 사람들에게 행복 바이러스를 퍼트려서 우리 모두 즐겁고 아름다운 세상을 만들어 나가는 주인공이 되자.

건강 도인체조 명칭

01. 손 도인체조 : 마수열장摩手熱掌 Hand DoIn gymnastics-Masuyeoljang

손을 비벼서 손바닥을 뜨끈뜨끈하게 한다.

Scrub hands and fingers warm on the palms.

02. 눈 도인체조 : 포선명안包旋明眼 Eye DoIn gymnastics-Posunmyungan

눈 주위를 누르고 감싸고 돌려서 스트레스를 풀어 주고 눈을 밝게 해 준다.

Cover and round your hands over eyes to make it clean and stress release.

03. 귀 도인체조 : 마고정청磨敲訂聽 Ear DoIn gymnastics-Magojeongcheng

마찰하고 두들겨서 소리를 바로잡는다.

Scrub and strike ears and surroundings with finger to correct hearing.

04. 코 도인체조 : 추찰통기推擦通氣 Nose DoIn gymnastics-Chuchaltonggi

비비고 밀어서 기를 통하게 한다.

Scrub around the nose with finger and massage on the skin of head to circulate internal energy(氣) and blood(血) smoothly.

05. 치아 도인체조 : 고치정골叩齒精骨 Teeth DoIn gymnastics-Kochijeonggol

치아를 두들겨서 뼈를 정갈하고 단단하게 한다.

Lashed upper teeth down to bottom tooth and have it strong.

06. 혀 도인체조 : 원추옥액圓推玉液 Tongue DoIn gymnastics-Wonchuokack

혀를 밀고 돌려서 옥침을 풍부하게 한다.

Push tongue and turn it to make saliva(spit) mouthful.

07. 발 도인체조 : 유정고강遊庭股強 Feet DoIn gymnastics-Yujeonggogang

정골을 두드려 허벅지와 다리 근육을 강화한다.

Knock feet together and make foot and leg strong.

08. 손가락 도인체조 : 탁지근안琢指筋按 Finger DoIn gymnastics-Tagjigeunan

손가락으로 쪼고 눌러서 근육을 편히 한다.

Peck at from nail to the belly with 4 fingers and make muscle to be comfortable.

09. 손바닥 도인체조 : 장쇄척신掌刷脊腎 Palm DoIn gymnastics-Jangsuechukshin

손바닥으로 등 뒤의 콩팥 자리를 쓸어주어 콩팥을 자극해 주고 몸 전체를 손바닥으로 쓸어준다.

Sweep from foot to waist by palms stimulating Kidney activation.

10. 목 도인체조: 도리도리道理道理 Neck DoIn gymnastics-Doridori

목과 어깨와 허리를 돌려서 목과 어깨허리의 근육을 풀어 준다.

Turn roundly your head, neck, shoulder and waist which will relax your finger wrist elbow joint.

11. 허리 팔 도인체조: 요전투완腰轉投腕 Waist & Arm DoIn gymnastics-Yozentuwan

허리를 돌린 후 팔을 전후좌우로 던지고 돌려서 손과 팔 어깨 등의 긴장을 풀어준다.

Turn waist smoothly and stretch your hand and arms 4 directions which will relax your muscles on finger arm and shoulder and the back.

12. 숨쉬기 도인체조: 장호심흡長呼深吸 Breathing DoIn gymnastics-Janghoshimhup

몸을 늘려서 숨을 길게 내쉬고 깊이 들여 마시며 천지자연에 감사의 마음을 전한다.

Stretch your body and breath out as long as possible and breath in as deep as possible to express great thanks to the nature.

건강 도인체조 12식(式)

여러분 건강 도인체조 동영상을 보러 오신 것을 환영 드립니다.

건강 도인체조를 매일 아침과 저녁 2회 실행하시면 본인도 모르게 피부에 탄력이 생기고 잠이 잘 오며 입안에 침이 항상 고이는 것을 느끼게 되실 것입니다.

우리는 평생을 살면서 자신의 눈을 운동시켜 본 적이 없을 것입니다.

귀와 코도 역시 마찬가지일 것이고요.

이제부터 눈과 귀와 코와 입과 치아와 혀를 운동하겠습니다.

건강 도인체조 운동은 힘들지 않아 누워서도 할 수 있고 앉아서도 하며 서서도 할 수 있는 운동입니다.

가장 좋은 것은 잠자리에서 잠이 깨어 바로 일어나지 않고 두 손을 들어서 빠르게 비벼주고 눈 주위를 부드럽게 눌러주고 감싸서 돌려주고 눈동자를 좌우 상하로 돌려주고 콧등을 눌러주며 천주혈과 풍지혈을 마찰시켜 주는 것입니다.

그러면 이제부터 동작 별로 구령을 따라 운동을 시작하겠습니다.

면역력 증가 활기찬 하루

등장인물 소개

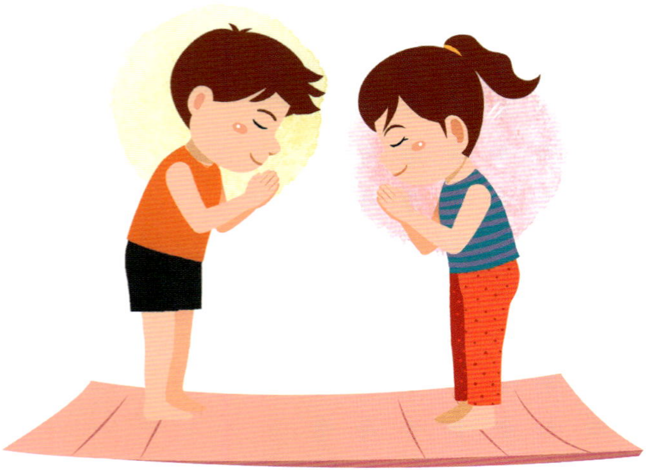

남자아이의 이름은 환이 여자아이의 이름은 단이다.

환은 태양을 상징하며 양陽의 기운을 상징한다.
아버지夫의 기운이며 하늘天의 기운이다. 왼손의 기운이며 청목青木의 기운이다.
인자仁慈함의 표현이다.
불火의 기운이며 만물의 근본根本이 되는 씨種子가 된다.

단은 달을 상징하며 음陰의 기운을 상징한다.
어머니母의 기운이며 땅大地의 기운이다. 오른손의 기운이며 백금白金의 기운이다.

사랑과 결단의 표현이다.

물水의 기운이며 만물을 기르고 소멸하는(成長과 消滅) 근본이 된다.

아버님 나를 낳으시고 어머님 나를 기르시니 이 은혜를 어이다 갚으리오.

하늘에는 10의 氣(에너지)가 있고 땅에는 12의 氣(Energy)가 있다.

예로부터 10간十干과 12지十二支를 통해 氣(Energy)를 표현하였다.

하늘에는 금金으로 된 대궐에 조물주 하느님이 계시고 북두칠성北斗七星님이 있어 하늘의 큰 신大神으로 별들의 세계를 주관하시며 인간人間의 수명壽命과 복福과 재앙災殃을 주관主管하신다고 한다.

병이 위중한 분들은 항상 북두칠성의 별자리를 상상하견서 건강 도인체조 수련을 하면 좋은 효과가 있을 것이다.

건강 도인체조 수련 시 주의 사항

1. 편안한 마음으로 시작한다.

2. 두 손의 손톱을 깎아주어 손톱에 찔리지 않게 한다.

3. 너무 힘을 주어 때리거나 마찰하거나 누르지 않는다. 부드럽게 한다.

4. 손을 비비는 속도를 자신의 힘에 맞게 몸의 상태에 맞게 조절해서 빠르기를 정한다.

5. 고개를 들고 다리를 드는 동작은 자신 몸의 상태에 맞추어 결정한다.

6. 몸의 기관 각 부분에 항상 고맙고 감사한 마음을 갖고 쓰다듬고 마찰하고 두들겨 준다.

7. 장호심흡 운동이 끝난 다음 두 손을 합장하고 천지자연과 몸에 감사의 마음을 전하고 마무리한다.

제일식
第一式

손 도인체조
(마수열장 摩手熱掌)

Hand DoIn gymnastics
-Masu Yeoljang

손바닥과 손가락 손등을 비벼서 손을 뜨끈뜨끈하게 한다.

Scrub hands and fingers warm on the palms.

01 손 도인체조 Hand DoIn gymnastics

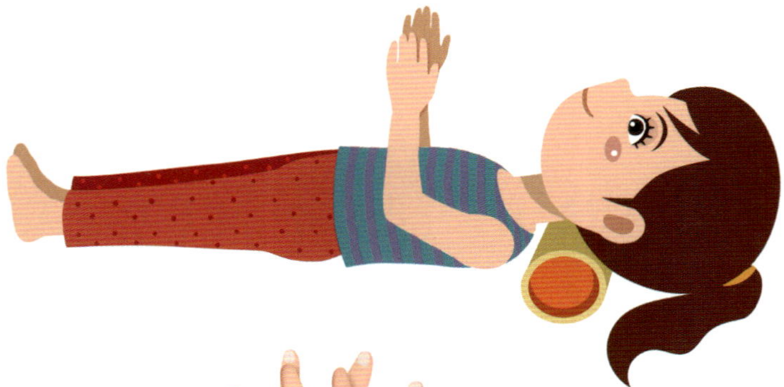

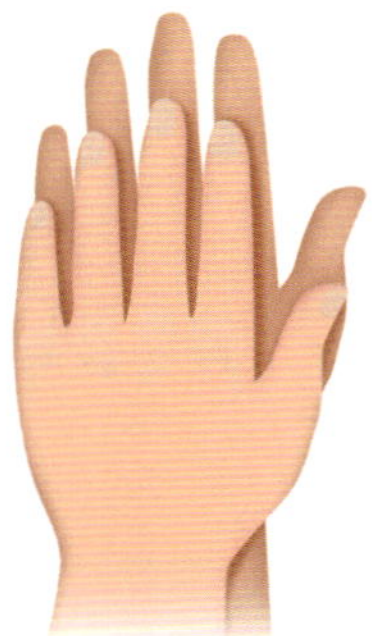

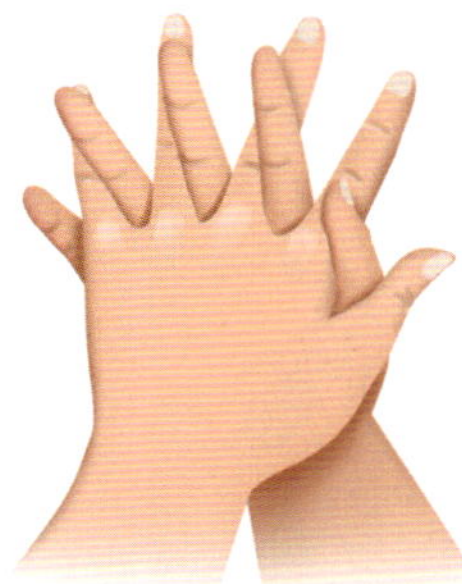

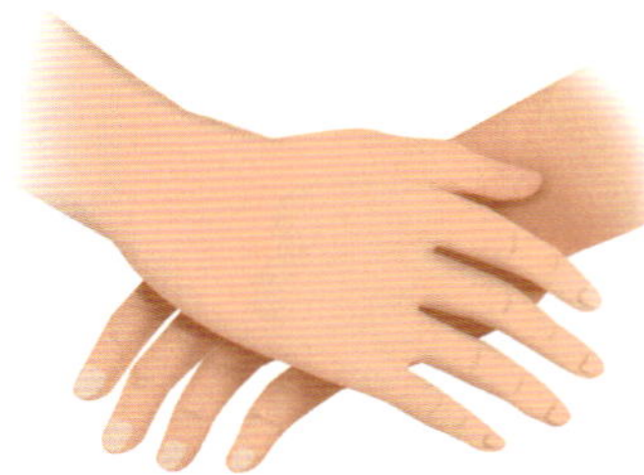

1 두 손을 들어 가슴 위로 올리고 손바닥을 마찰한다.
빠른 속도로 비벼준다. 손바닥에 약간 힘을 주고.

하나 둘 셋 넷 다섯 여섯 일곱 여덟
둘 둘 셋 넷 다섯 여섯 일곱 여덟

2 손가락과 손가락을 끼고 16번 비벼준다.
힘을 빼고 빠른 속도로 비벼준다.

하나 둘 셋 넷 다섯 여섯 일곱 여덟
둘 둘 셋 넷 다섯 여섯 일곱 여덟

3 손바닥으로 손등을 쓸어준다.
오늘 하루 수고해줄 손에게 고마운 마음을 전하듯이 정성스럽게 쓸어준다.
왼손 등, 오른손 등 팔, 어깨를 정성스러운 마음으로 쓸어준다.

왼손 등을 쓸어준다.

하나 둘 셋 넷 다섯 여섯 일곱 여덟
둘 둘 셋 넷 다섯 여섯 일곱 여덟

오른손 등을 쓸어준다.

하나 둘 셋 넷 다섯 여섯 일곱 여덟
둘 둘 셋 넷 다섯 여섯 일곱 여덟

제이식
第二式

눈 도인체조 (포선명안 包旋明眼)

Eye DoIn gymnastics -Posun Myongan

눈 주위를 누르고 감싸고 돌려서 스트레스를 풀어 주고 눈을 밝게 해 준다.

Cover and round your hands over eyes to make it clean and stress release.

02 눈 도인체조 Eye DoIn gymnastics

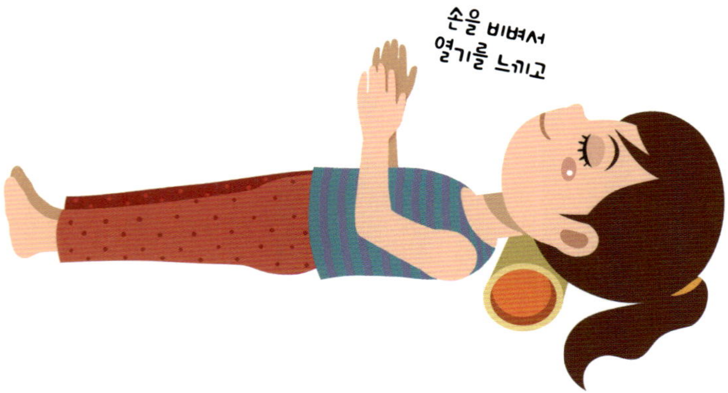

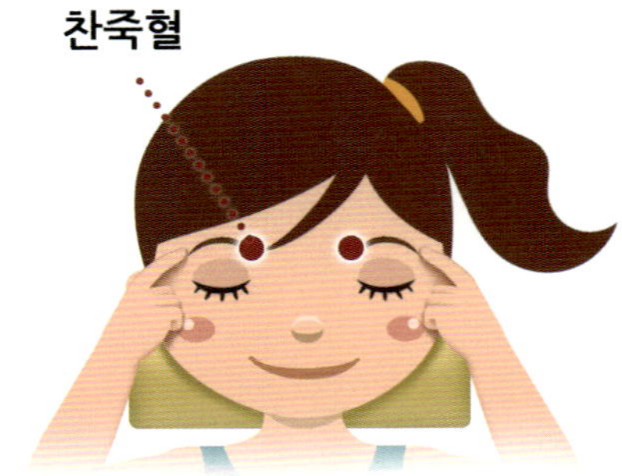

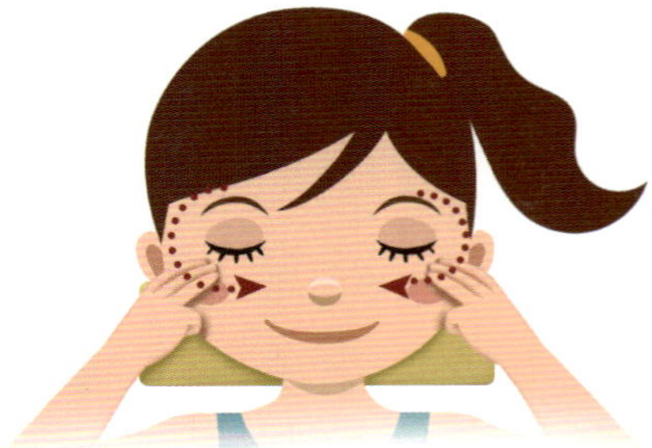

1. 두 손바닥을 비벼준다. 뜨거운 열감을 느끼면서

   하나 둘 셋 넷 다섯 여섯 일곱 여덟

   둘 둘 셋 넷 다섯 여섯 일곱 여덟

2. 찬죽혈에서 눈 주위의 뼈를 따라 꾹꾹 두 손가락으로 눌러서 빙 돌아온다.

   하나 둘 셋 넷 다섯 여섯 일곱 여덟

   둘 둘 셋 넷 다섯 여섯 일곱 여덟

   두 번을 천천히 정성스럽게 눌러준다.

3. 다시 두 손바닥을 비벼서 열감을 느낀 후 찬죽혈에서 서서히 눌러 나가다 눈초리 옆의 광대뼈 위를 두 손가락으로 눌러간다.

   하나 둘 셋 넷 다섯 여섯 일곱 여덟

   둘 둘 셋 넷 다섯 여섯 일곱 여덟

02 눈 도인체조 Eye DoIn gymnastics

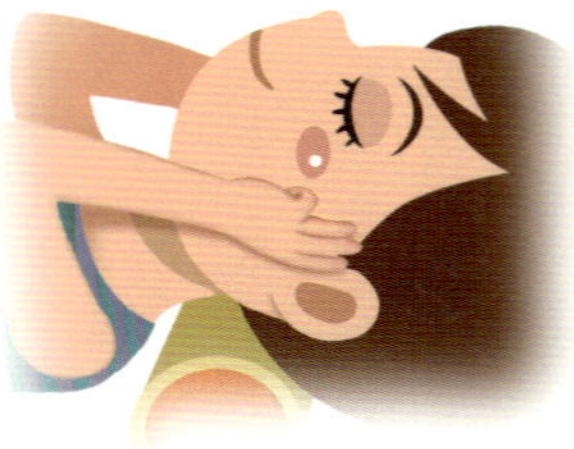

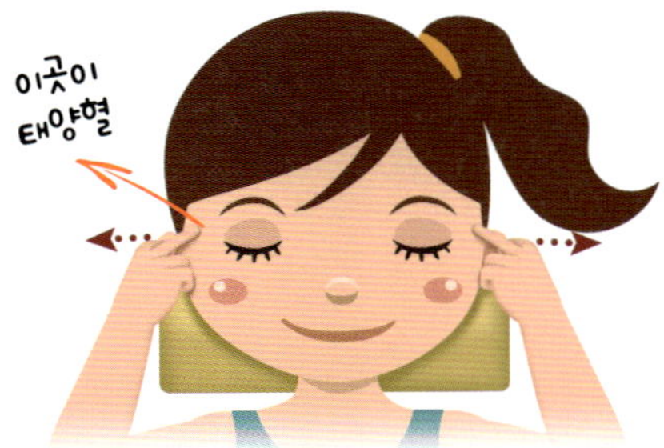

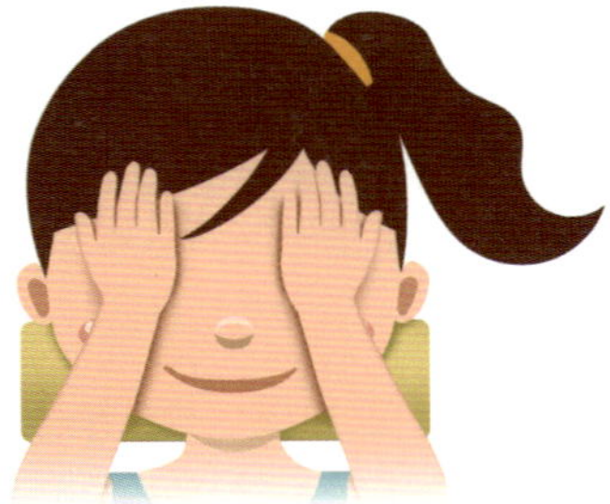

4 광대뼈 위로 세 손가락으로 약간 힘을 주어 꾹 꾹 눌러서 관자놀이(태양혈) 주위를 오르내리며 눌러준다.

하나 둘 셋 넷 다섯 여섯 일곱 여덟

둘 둘 셋 넷 다섯 여섯 일곱 여덟

5 손바닥을 비벼서 열감을 느낀다(8회).
손바닥을 눈 위에 올려놓는다.
손바닥의 열기가 눈동자에 전달될 수 있도록 지그시 눌려준다.

하나 둘 셋 넷 다섯 여섯 일곱 여덟

둘 둘 셋 넷 다섯 여섯 일곱 여덟

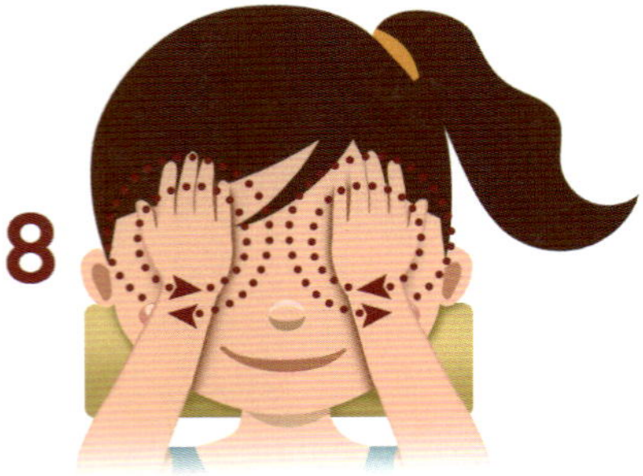
8

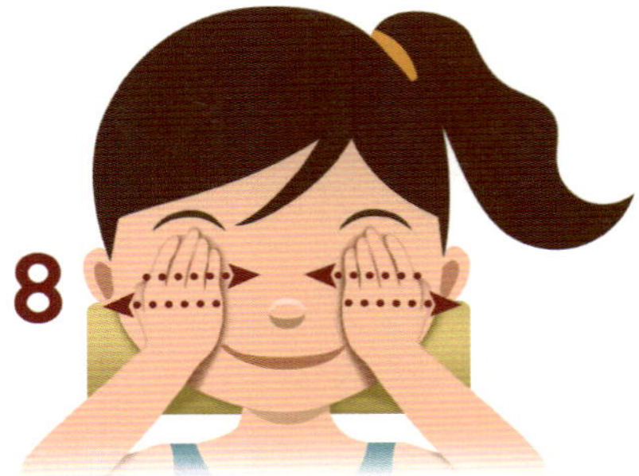
8

6 다시 손을 비벼서 열감을 느낀 후 손바닥을 눈 위에 올려놓고
지그시 누른 상태에서 손바닥을 좌로 8회 우로 8회 돌려준다.

하나 둘 셋 넷 다섯 여섯 일곱 여덟
둘 둘 셋 넷 다섯 여섯 일곱 여덟

7 다시 손을 비벼서 열감을 느낀 후 양손 네 손가락을 눈 위에 올려놓고
지그시 누른 상태에서 손을 좌로 8회 우로 8회 돌려준다.

하나 둘 셋 넷 다섯 여섯 일곱 여덟
둘 둘 셋 넷 다섯 여섯 일곱 여덟

02 눈 도인체조 Eye DoIn gymnastics

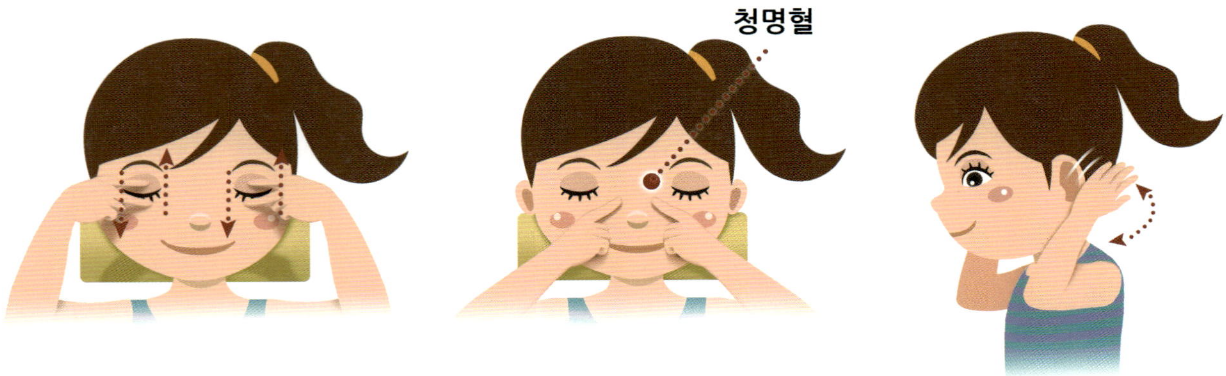

8 다시 손을 비벼서 열감을 느낀 후 두 손가락을 눈 위에 올려놓고 지그시 누른 상태에서 위 손가락은 위에서 아래로 8회, 아래 손가락은 밑에서 위로 8회 돌려준다.

하나 둘 셋 넷 다섯 여섯 일곱 여덟
둘 둘 셋 넷 다섯 여섯 일곱 여덟

9 손을 비벼서 열감을 느낀다(8회).
집게손가락으로 청명혈을 지그시 눌러준다.
하나 둘 셋 넷 다섯을 세면서 누르며 숨을 코로 내쉰다. 손가락을 천천히 떼면서 코로 들이마신다. 5번을 반복한다.

10 두 손을 빨리 비벼서 열감을 느낀다(8회).
왼손을 머리 뒤로 돌려 천주혈과 풍지혈을 빠르게 비벼준다.

하나 둘 셋 넷 다섯 여섯 일곱 여덟
둘 둘 셋 넷 다섯 여섯 일곱 여덟

오른손을 머리 뒤로 돌려 천주혈과 풍지혈을 빠르게 비벼준다.

하나 둘 셋 넷 다섯 여섯 일곱 여덟
둘 둘 셋 넷 다섯 여섯 일곱 여덟

제삼식
第三式

귀 도인체조
(마고정청 摩鼓訂聽)

Ear DoIn gymnastics
-Mago Jeongcheng

마찰하고 두들겨서 소리를 바로잡는다.

Scrub and strike ears and surroundings with finger to correct hearing.

03 귀 도인체조 Ear DoIn gymnastics

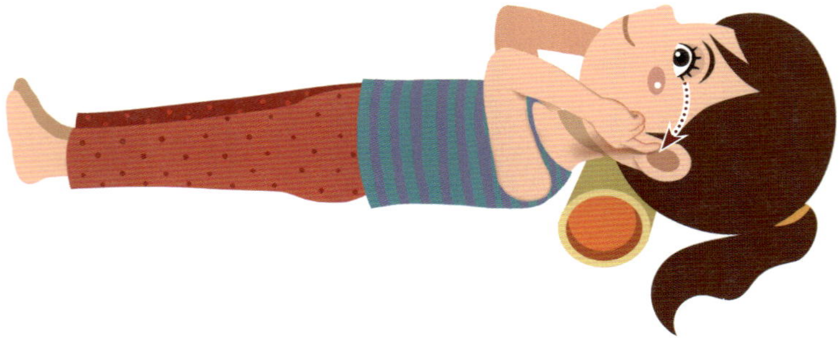

1. 두 손바닥을 비벼준다. 뜨거운 열감을 느끼면서
하나 둘 셋 넷 다섯 여섯 일곱 여덟
둘 둘 셋 넷 다섯 여섯 일곱 여덟

2. 눈초리에서 시작 두 손가락으로 광대뼈 위를 꾹꾹 눌러준다.
하나 둘 셋 넷 다섯 여섯 일곱 여덟
둘 둘 셋 넷 다섯 여섯 일곱 여덟

03 귀 도인체조 Ear DoIn gymnastics

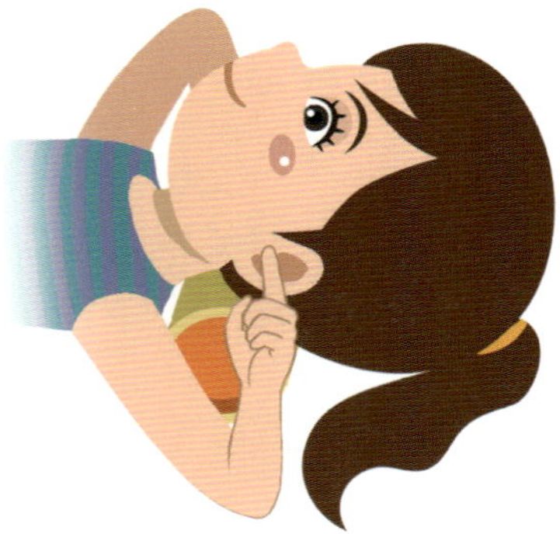

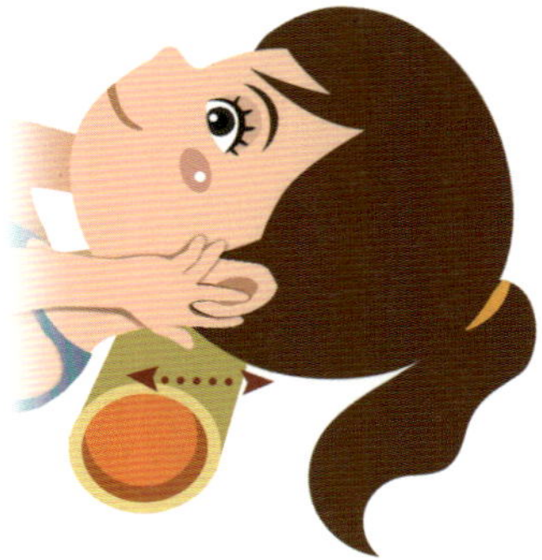

❸ 이현을 가운데 손가락으로 꾹꾹 눌러준다.

하나 둘 셋 넷 다섯 여섯 일곱 여덟

둘 둘 셋 넷 다섯 여섯 일곱 여덟

❹ 두 손을 빨리 비벼서 열감을 느낀다(8회).
검지와 중지로 귓바퀴를 감싸고 빠른 속도로 밑에서 위로 위에서 밑으로 비벼준다(32회).

하나 둘 셋 넷 다섯 여섯 일곱 여덟

둘 둘 셋 넷 다섯 여섯 일곱 여덟

하나 둘 셋 넷 다섯 여섯 일곱 여덟

둘 둘 셋 넷 다섯 여섯 일곱 여덟

03 귀 도인체조 Ear DoIn gymnastics

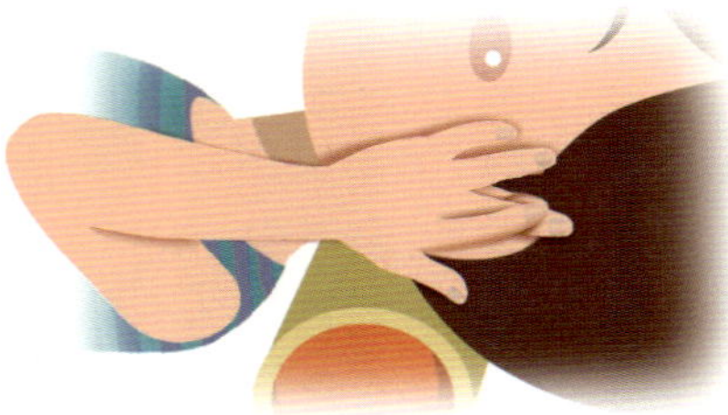

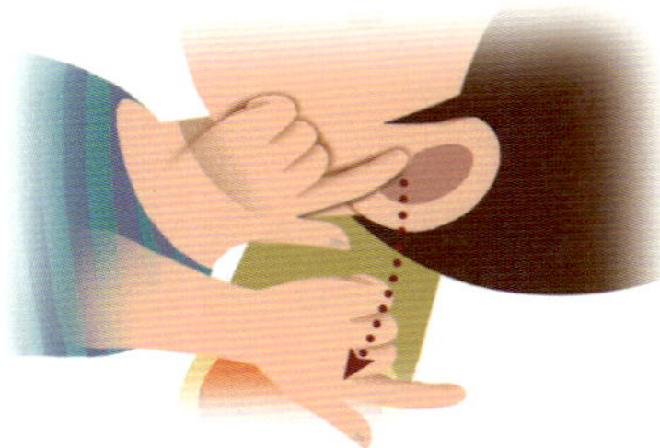

5. 두 손을 빨리 비벼서 열감을 느낀다(8회).
손가락으로 귀를 눌러 접는다.
중지와 검지를 교차한다.
검지를 사용해 귀의 접힌 부분을 때려준다.
딱딱딱...
하나 둘 셋 넷 다섯 여섯 일곱 여덟
둘 둘 셋 넷 다섯 여섯 일곱 여덟

6. 두 손을 빨리 비벼서 열감을 느낀다(5회).
양손 검지로 이현을 누르면서 숨을 내쉰다.
하나 둘 셋 넷을 쉬고 손가락을 빨리 떼어준다.
숨을 들이 마시고 다시 눌러 준 다음 떼어준다.
하나 둘 셋 넷을 센 후에 빠른 동작으로 손가락을 이현에서 떼어준다.

제사식
第四式

코 도인체조
(추찰통기 推擦通氣)

Nose DoIn gymnastics
-Chuchal Tonggi

비비고 밀어서 기를 통하게 한다.
코 도인체조를 통해 코 안에 있는 부비강을 자극하고 태양혈과 머리를 지나는 경락을 자극해 뇌 표면의 혈행을 도와준다. 머리카락에 힘이 생기고 머리 피부 표면의 비듬이나 지루성 피부 질환이 호전될 수 있다.

Scrub around the nose with finger and massage on the skin of head to circulate internal energy(氣) and blood(血) smoothly.

04 코 도인체조 Nose Do In gymnastics

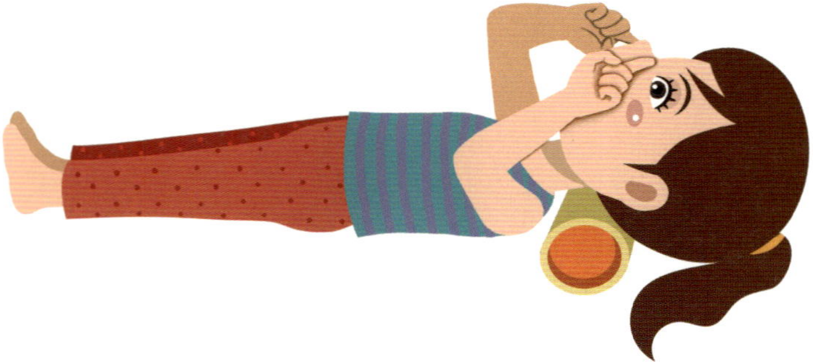

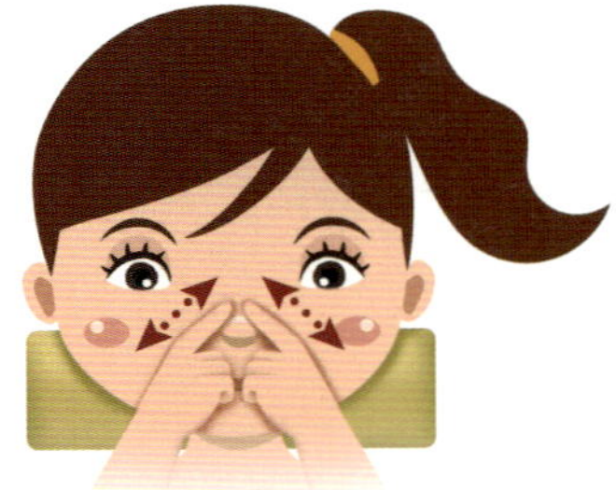

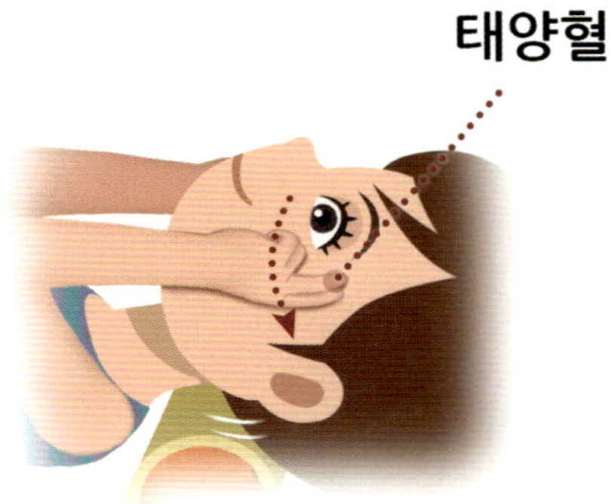

❶ 두 손을 빨리 비벼서 열감을 느낀다(8회).
양손 검지를 세워서 손날로 콧등을 비벼준다.

하나 둘 셋 넷 다섯 여섯 일곱 여덟
둘 둘 셋 넷 다섯 여섯 일곱 여덟

❷ 두 손을 빨리 비벼서 열감을 느낀다(8회).
양손 검지를 세워서 첫마디 바닥으로 콧등을 비벼준다.

하나 둘 셋 넷 다섯 여섯 일곱 여덟
둘 둘 셋 넷 다섯 여섯 일곱 여덟

손가락을 콧방울로 옮겨 고루 고루 비벼준다.

❸ 계속 검지로 광대뼈 밑을 따라 비벼준다.
힘을 약간 주면서 골고루 문질러준다.

하나 둘 셋 넷 다섯 여섯 일곱 여덟
둘 둘 셋 넷 다섯 여섯 일곱 여덟

04 코 도인체조 Nose Do In gymnastics

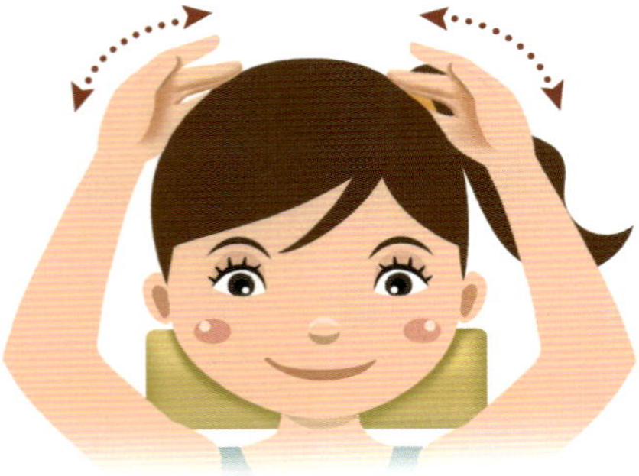

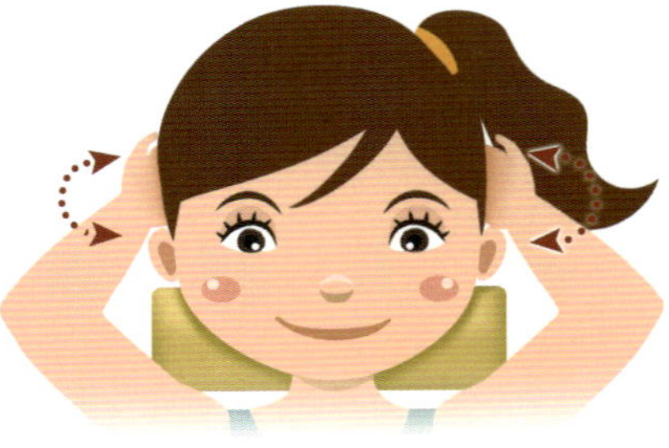

4. 두 손을 빨리 비벼서 열감을 느낀다(8회).
위턱과 아래턱을 연결해 주는 근육을 비벼주고 검지, 중지, 약지 세 손가락으로 머리카락을 타고 위로 비비면서 올라간다. 태양혈을 비벼주고 머리속 전체를 다섯 손가락을 이용해 두피를 비벼준다.

하나 둘 셋 넷 다섯 여섯 일곱 여덟
둘 둘 셋 넷 다섯 여섯 일곱 여덟

5. 양손을 비벼서 열감을 느낀다(8회).
천주와 풍지혈을 힘을 주어 비벼준다.

하나 둘 셋 넷 다섯 여섯 일곱 여덟
둘 둘 셋 넷 다섯 여섯 일곱 여덟

04 코 도인체조 Nose Do In gymnastics

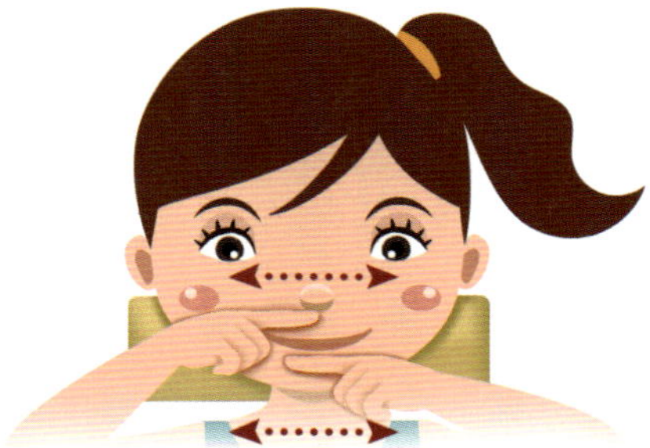

6. 양손의 검지를 눕혀서 손날로 인중과 아랫입술 밑을 비벼준다.

하나 둘 셋 넷 다섯 여섯 일곱 여덟

둘 둘 셋 넷 다섯 여섯 일곱 여덟

7. 손가락을 바꾸어 비벼준다.

하나 둘 셋 넷 다섯 여섯 일곱 여덟

둘 둘 셋 넷 다섯 여섯 일곱 여덟

제오식
第五式

치아 도인체조
(고치정골 叩齒精骨)

Teeth DoIn Gymnastics
-KochiJenonggol

치아를 두들겨서 뼈를 정갈하고 단단하게 한다.

Lashed upper teeth down to bottom tooth and have it strong.

05 치아 도인체조 Teeth DoIn gymnastics

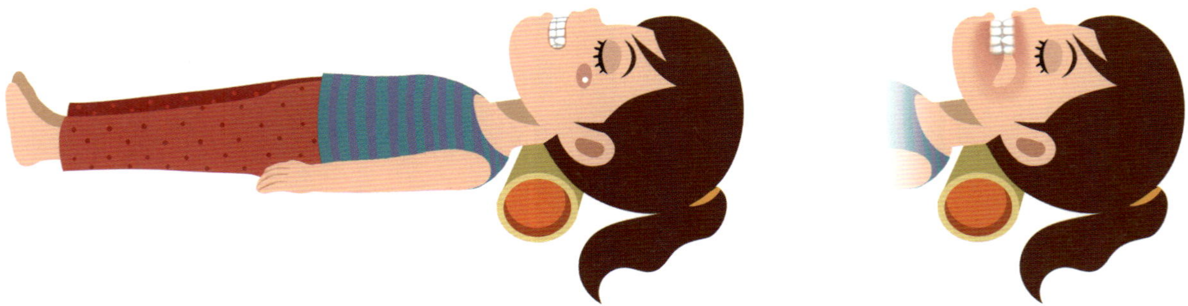

두 손을 편히 내려놓고 위 잇몸과 아랫잇몸이 서로 만나게 아래턱을 약간 앞으로 내민다.

1. 위 잇몸과 아랫잇몸을 부딪친다.
하나 둘 셋 넷 다섯 여섯 일곱 여덟
둘 둘 셋 넷 다섯 여섯 일곱 여덟

05 치아 도인체조 Teeth DoIn gymnastics

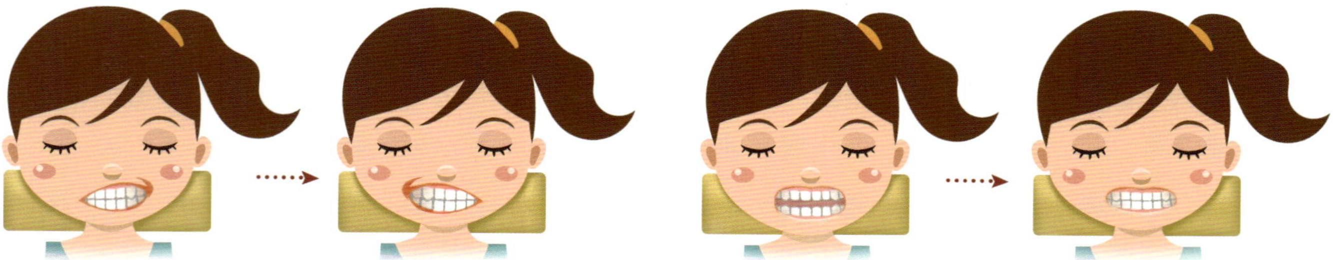

2. 왼쪽 어금니 아래 위를 맞춘다.
위 잇몸과 아랫잇몸을 부딪친다.
하나 둘 셋 넷 다섯 여섯 일곱 여덟
둘 둘 셋 넷 다섯 여섯 일곱 여덟

3. 오른쪽 어금니 아래 위를 맞춘다.
위 잇몸과 아랫잇몸을 부딪친다.
하나 둘 셋 넷 다섯 여섯 일곱 여덟
둘 둘 셋 넷 다섯 여섯 일곱 여덟

4. 앞니 위 아래를 부딪친다.
하나 둘 셋 넷 다섯 여섯 일곱 여덟
둘 둘 셋 넷 다섯 여섯 일곱 여덟

제육식
第六式

혀 도인체조 (원추옥액 圓推玉液)

Tongue DoIn Gymnastics -Wonchu Okack

혀를 밀고 돌려서 옥침을 풍부하게 한다.

Push tongue and turn it to make saliva(spit) mouthful.

06 혀 도인체조 Tongue DoIn gymnastics

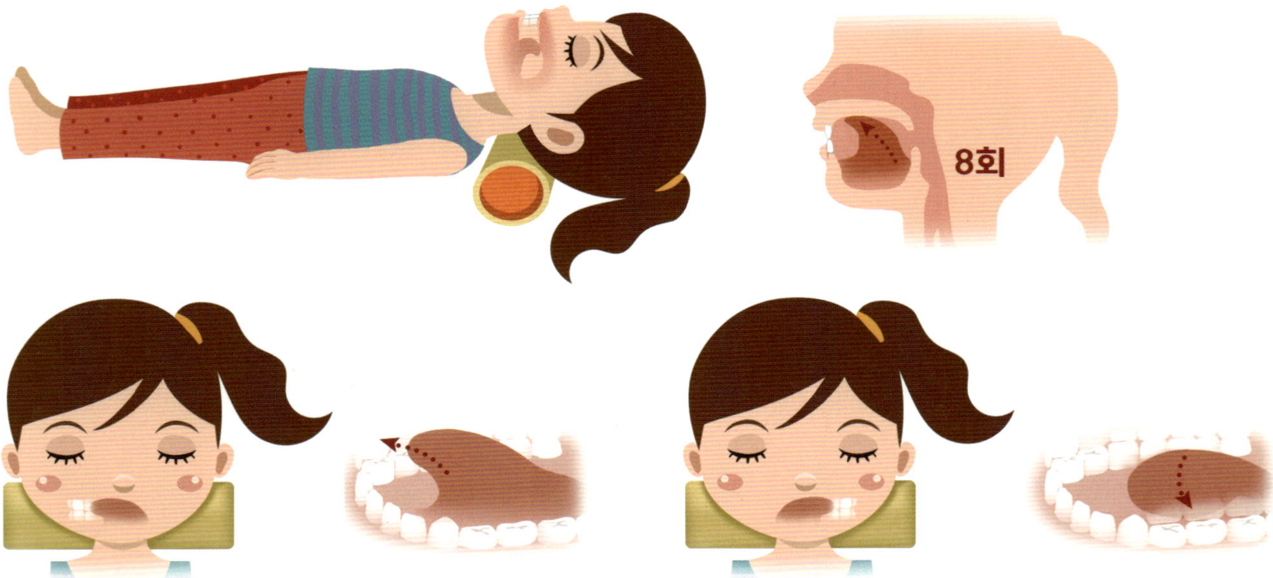

1. 혀를 뒤로 말아 입천장에 대고 힘을 주어 중앙으로 밀어준다.

하나 둘 셋 넷 다섯 여섯 일곱 여덟

둘 둘 셋 넷 다섯 여섯 일곱 여덟

2. 혀를 왼쪽 어금니에 대고 힘을 주어 밀어준다.

하나 둘 셋 넷 다섯 여섯 일곱 여덟

둘 둘 셋 넷 다섯 여섯 일곱 여덟

3. 혀를 오른쪽 어금니에 대고 힘을 주어 밀어준다.

하나 둘 셋 넷 다섯 여섯 일곱 여덟

둘 둘 셋 넷 다섯 여섯 일곱 여덟

06 혀 도인체조 Tongue DoIn gymnastics

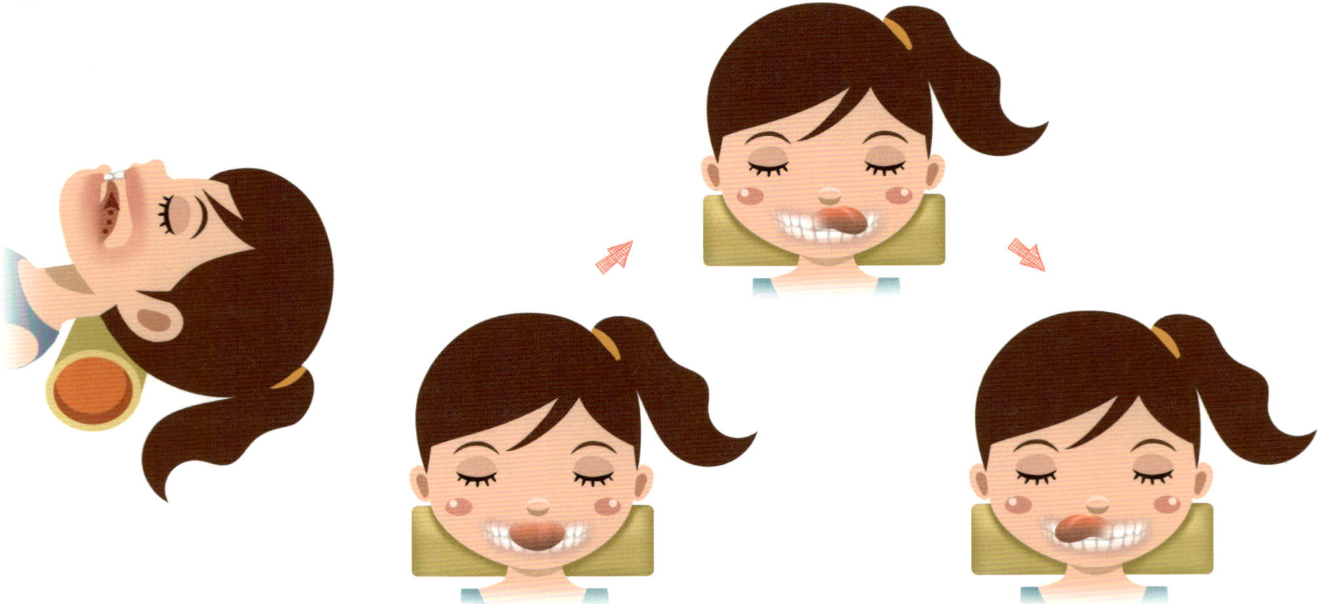

4. 혀를 말아 내리고 아랫잇몸 중앙 쪽으로 힘을 주어 밀어낸다.

하나 둘 셋 넷 다섯 여섯 일곱 여덟

둘 둘 셋 넷 다섯 여섯 일곱 여덟

5. 혀를 왼쪽 아래 어금니에 대고 힘을 주어 밀어준다.

하나 둘 셋 넷 다섯 여섯 일곱 여덟

둘 둘 셋 넷 다섯 여섯 일곱 여덟

6. 혀를 오른쪽 아래 어금니에 대고 힘을 주어 밀어준다.

하나 둘 셋 넷 다섯 여섯 일곱 여덟

둘 둘 셋 넷 다섯 여섯 일곱 여덟

7. 혀를 잇몸 밖에 놓고 둥글게 잇몸 전체를 돌려준다.

좌로 우로 돌려준다.

하나 둘 셋 넷 다섯 여섯 일곱 여덟

둘 둘 셋 넷 다섯 여섯 일곱 여덟

06 혀 도인체조 Tongue DoIn gymnastics

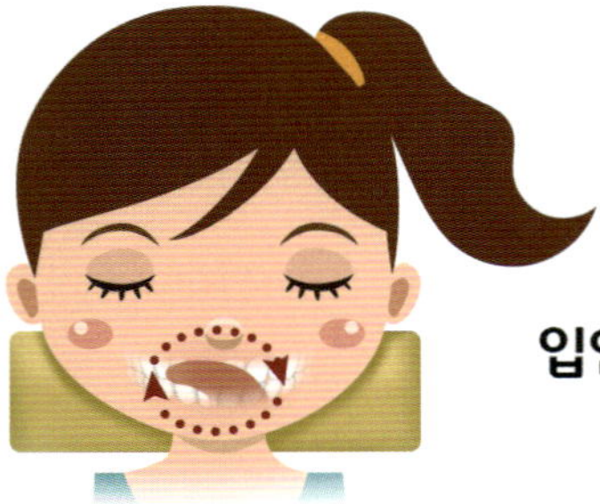

입안을 왼쪽4 바퀴
오른쪽 4바퀴

8 혀를 입술 위에 올려놓고 좌우로 돌려준다.

하나 둘 셋 넷 다섯 여섯 일곱 여덟

둘 둘 셋 넷 다섯 여섯 일곱 여덟

9 입안의 침을 모은다.

하나 둘 셋 넷 다섯 여섯 일곱 여덟

모아진 침을 3등분한다.

숨을 내쉬고 천천히 1/3을 삼킨다.

목젖과 식도를 타고 내려가는 것을 느낀다.

위에 도달해 퍼지면서 수증기와 같이 기화되는 것을 느낀다.

나머지 침도 2번에 나누어 천천히 삼키며 목을 타고 내려가 기화되는 것을 느낀다.

제칠식
第七式

발 도인체조
(유정고강 遊庭股強)

Feet DoIn Gymnastics
-Yujeong Gogang

정골을 두드려 허벅지와 다리 근육을 강화한다.

Knock Jeonggol of both feet together and make foot and leg strong.

07 발 도인체조 Feet DoIn gymnastics

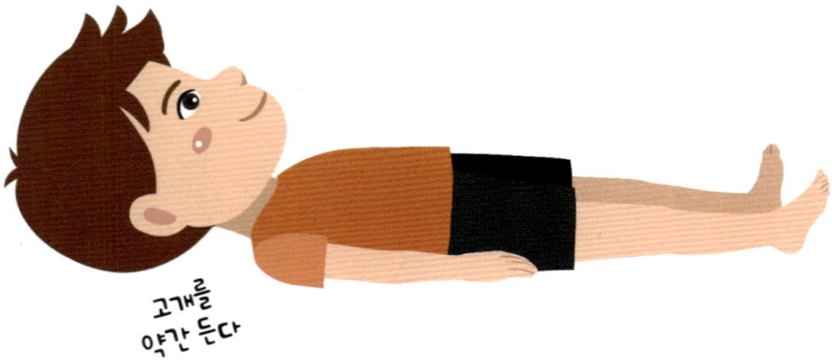

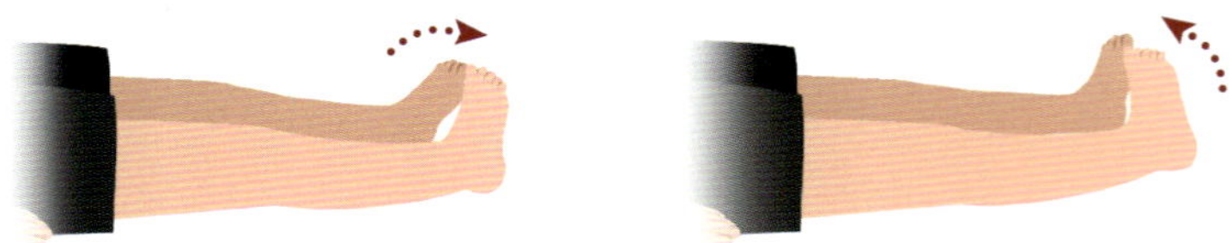

1. 편안히 누워 다리를 뻗어준다. 고개를 베개에서 약간 든다.

2. 왼발로 오른발 정골을 툭툭 때려준다(힘을 빼고 천천히).

하나 둘 셋 넷 다섯 여섯 일곱 여덟

둘 둘 셋 넷 다섯 여섯 일곱 여덟

3. 오른발로 왼발 정골을 툭툭 때려준다.

하나 둘 셋 넷 다섯 여섯 일곱 여덟

둘 둘 셋 넷 다섯 여섯 일곱 여덟

07 발 도인체조 Feet DoIn gymnastics

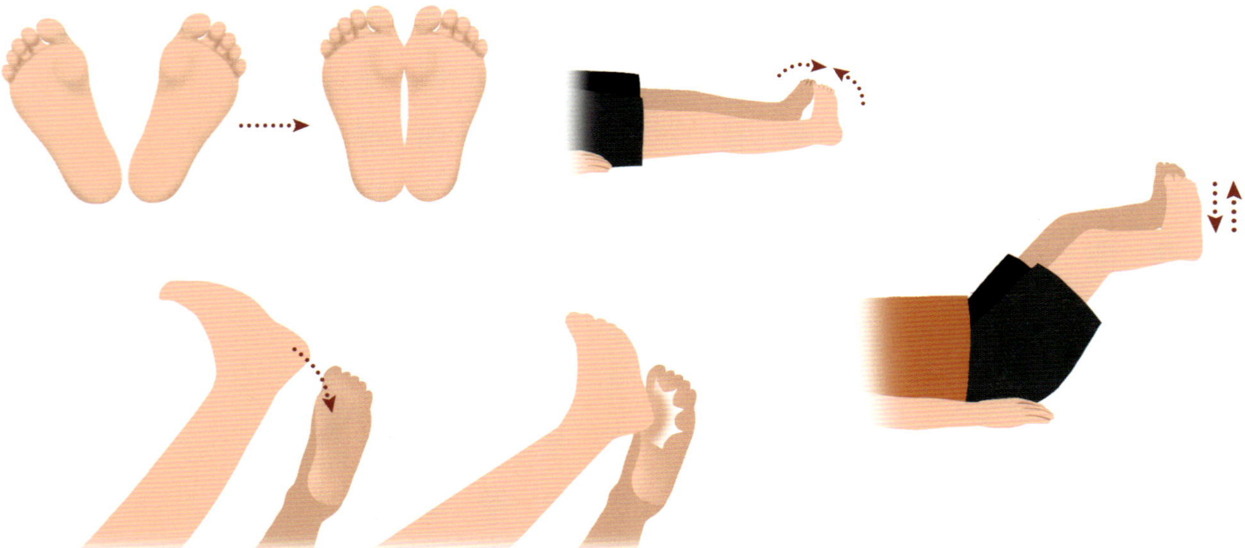

4 발끝에 힘을 주고 빠르게 두 발과 정골을 부딪쳐 준다.

하나 둘 셋 넷 다섯 여섯 일곱 여덟

둘 둘 셋 넷 다섯 여섯 일곱 여덟

5 두 발을 쭉 뻗어 올려서 발바닥을 마주 보게 놓고 비벼준다. 손바닥을 비비듯이.

하나 둘 셋 넷 다섯 여섯 일곱 여덟

둘 둘 셋 넷 다섯 여섯 일곱 여덟

6 왼발 뒤꿈치로 오른발 용천혈, 오른발 뒤꿈치로 왼발 용천혈을 탁탁 때려준다.

힘을 빼고 자연 낙하되는 힘으로 때려준다.

하나 둘 셋 넷 다섯 여섯 일곱 여덟

둘 둘 셋 넷 다섯 여섯 일곱 여덟

07 발 도인체조 Feet DoIn gymnastics

7 오른발을 왼 다리 안쪽 무릎에 대고 발목까지 쭉쭉 밀어준다.
오른발을 왼 무릎 바깥쪽에 대고 복숭 뼈까지 쭉쭉 밀어준다.
하나 둘 셋 넷 다섯 여섯 일곱 여덟
둘 둘 셋 넷 다섯 여섯 일곱 여덟

8 발을 바꾸어 왼발로 오른 다리 안쪽 무릎에 대고 발목까지 쭉쭉 밀어준다.
왼발을 오른 무릎 바깥쪽에 대고 복숭 뼈까지 쭉쭉 밀어준다.
하나 둘 셋 넷 다섯 여섯 일곱 여덟
둘 둘 셋 넷 다섯 여섯 일곱 여덟

07 발 도인체조 Feet DoIn gymnastics

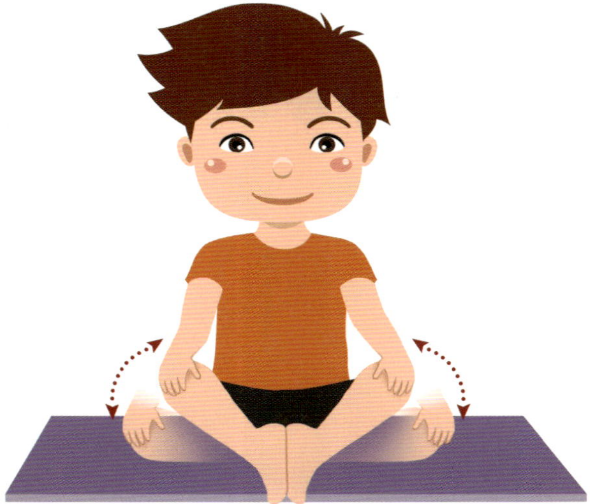

9 다리를 서너 번 쭉쭉 뻗어 주고 튕겨서 일어난다.

10 발바닥을 서로 마주 보게 하고 무릎을 천천히 눌렀다 띄기를 5번 한다.

제팔식
第八式

손가락 도인체조
(탁지근안 琢指筋按)

Finger DoIn Gymnastics
-Tagji Geunan

손가락으로 쪼고 눌러서 근육을 편히 한다.

Peck at from nail to the belly with 4 fingers and make muscle to be comfortable.

08 손가락 도인체조 Finger DoIn gymnastics

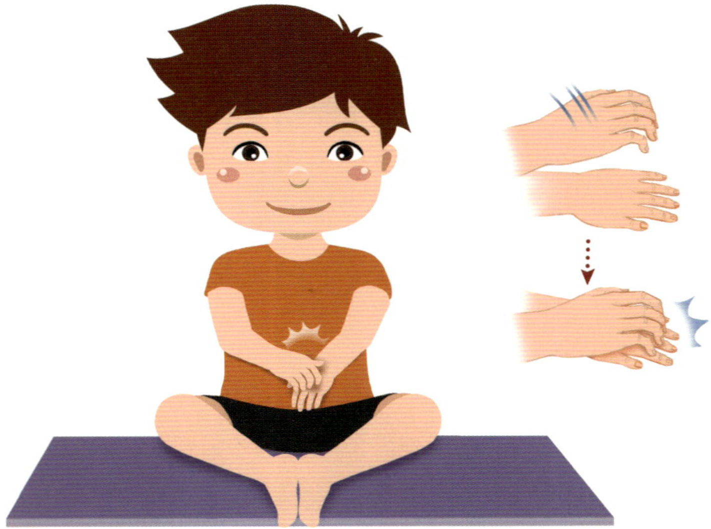

리듬은 하나 둘 셋 넷 다섯 여섯 일곱 여덟
둘 둘 셋 넷 다섯 여섯 일곱 여덟이다.

1. 왼팔을 들어 가슴 앞에 놓고 오른손은 네 손가락에 약간 힘을 주어 구부려서 왼손 손톱 위에 오른손 네 손가락을 올려놓는다.

2. 오른 손목에 반동을 주어 10cm 정도 올렸다 자연 낙하를 시키며 손톱 위를 쪼아준다.

08 손가락 도인체조 Finger DoIn gymnastics

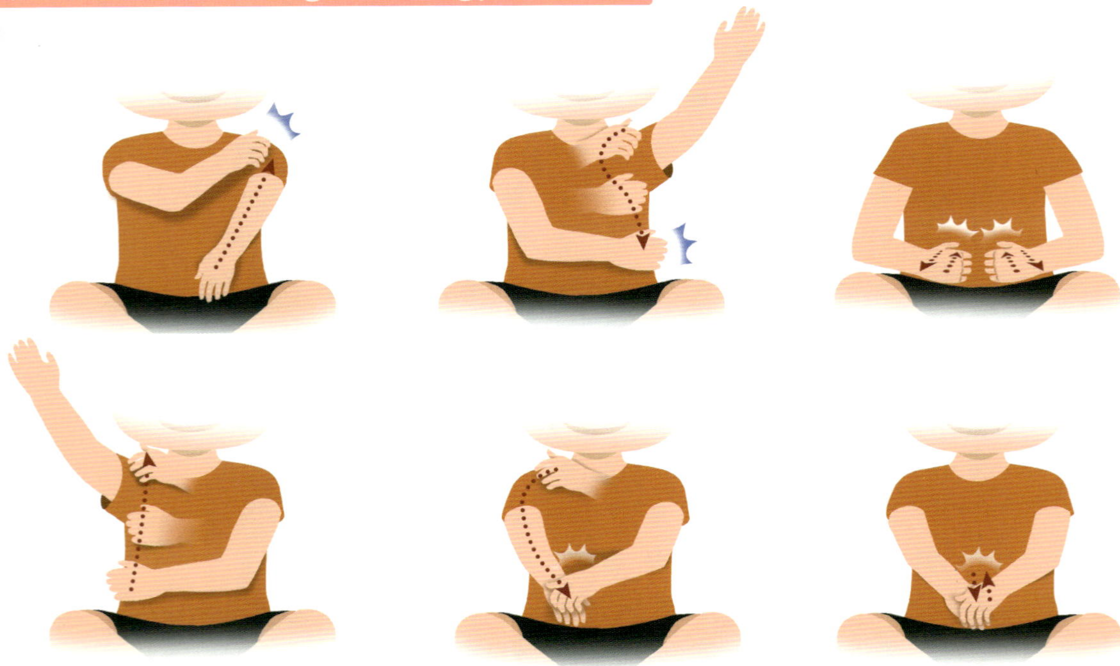

3. 손톱에서 손가락 마디, 손등, 손목 팔의 정중앙을 따라 올라가면서 쪼아준다.

4. 어깨의 견정혈을 다섯 번 쪼아주고 가슴으로 옆구리로 배꼽 및 하복부를 약간 힘을 주어 쪼아준다.

5. 왼손도 하복부를 같이 쪼아준다. 오른쪽 옆구리로 가슴으로 어깨 견정혈로 해서 팔의 중앙선을 지나 손목과 손등 손가락 마디에서 오른손 손톱 위를 쪼아주고 멈춘다.

08 손가락 도인체조 Finger DoIn gymnastics

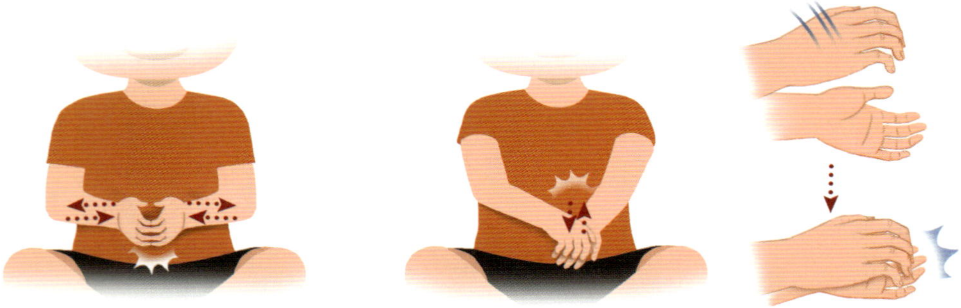

6 양손 가락을 마주 보게 하고 힘을 주어 다섯 손가락 끝을 서로 쪼아준다.

하나 둘 셋 넷 다섯 여섯 일곱 여덟

둘 둘 셋 넷 다섯 여섯 일곱 여덟

7 오른손으로 왼손 손바닥을 손가락 끝마디에서부터 쭉 쪼아 올라간다.

08 손가락 도인체조 Finger DoIn gymnastics

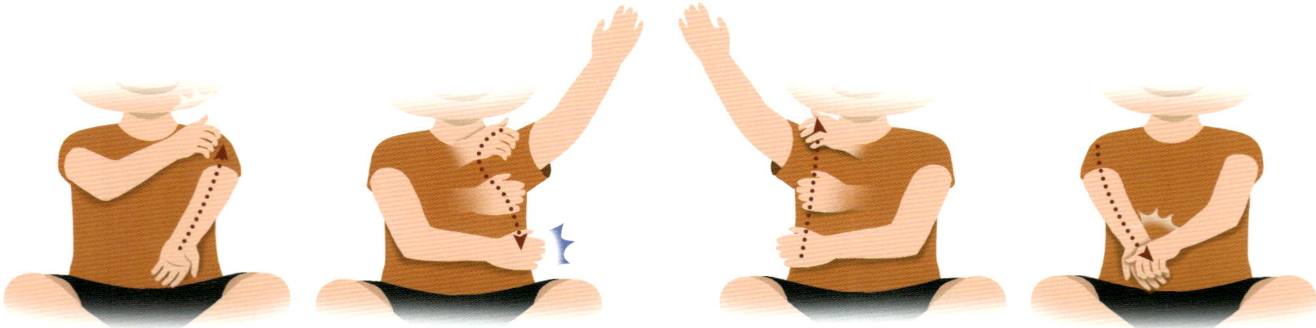

8. 어깨의 견정혈을 다섯 번 쪼아주고 가슴으로 옆구리로 배꼽 및 하복부를 약간 힘을 주어 쪼아준다.

9. 왼손도 하복부를 같이 쪼아준다. 오른쪽 옆구리로 가슴으로 어깨 견정혈로 해서 팔의 안쪽 중앙선을 지나 손목과 손바닥 손가락 마디에서 오른손 손가락 끝을 쪼아주고 멈춘다.

08 손가락 도인체조 Finger DoIn gymnastics

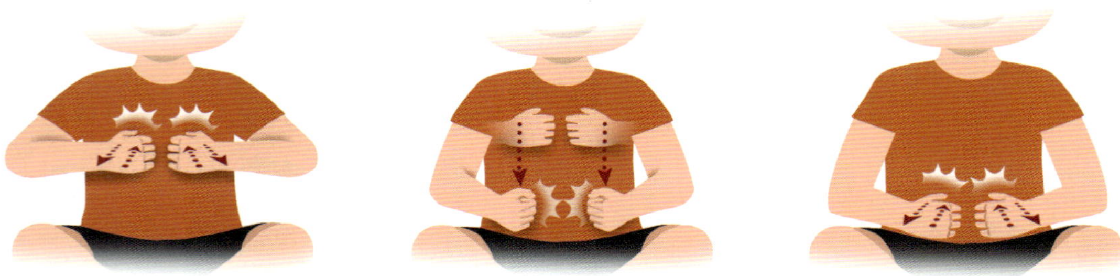

⑩ 두 손을 들어 가슴 정중선을 따라 내려오면서 쪼아준다.

⑪ 배꼽 주위를 폭을 넓혀 가면서 쪼아준다.

⑫ 단전에서 멈추고 주먹을 쥐고 주먹 날로 단전을 툭툭 쳐 준다.

하나 둘 셋 넷 다섯 여섯 일곱 여덟
둘 둘 셋 넷 다섯 여섯 일곱 여덟

제구식
第九式

손바닥 도인체조
(장쇄척신 掌刷脊腎)

Palm DoIn gymnastics
-Jangsue Chukshin

손바닥으로 발바닥과 다리 및 허리와 등 뒤의 콩팥자리를 쓸어 주어 콩팥을 자극해 준다.

Sweep from foot to waist by palms stimulating Kidney activation.

09 손바닥 도인체조 Palm DoIn gymnastics

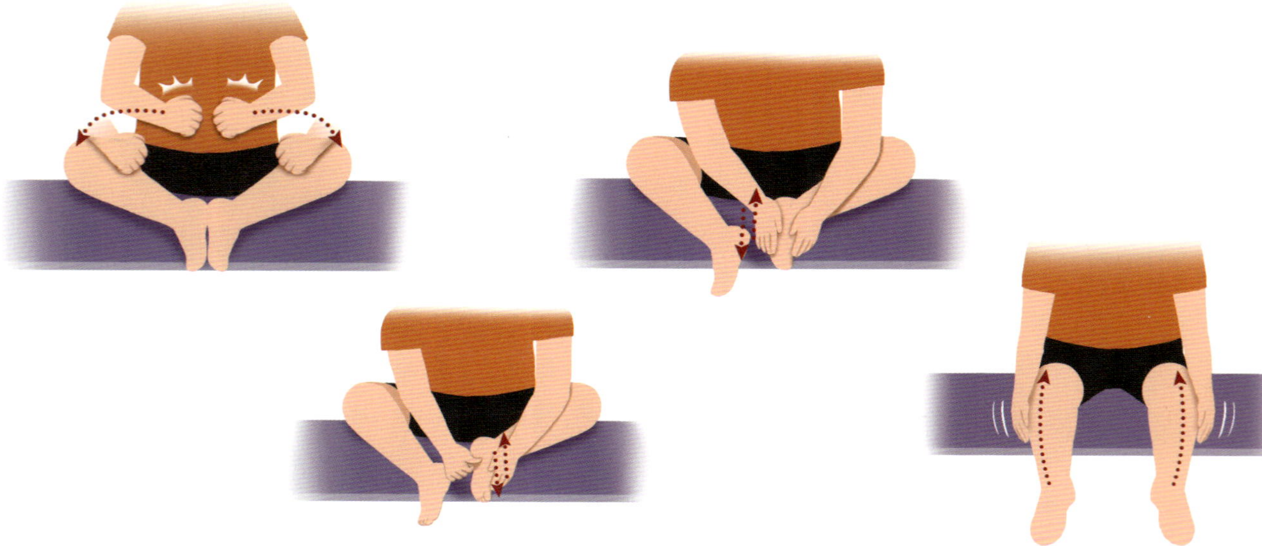

1. 주먹으로 가볍게 넓적다리 무릎 정강이 발목을 툭툭 두드려준다.

2. 왼손 엄지로 왼 발바닥을 오른손 엄지로 오른발 바닥을 힘을 주어 쓸어준다.
하나 둘 셋 넷 다섯 여섯 일곱 여덟
둘 둘 셋 넷 다섯 여섯 일곱 여덟

3. 왼손 손바닥으로 오른 발바닥을 오른손 손바닥으로 왼발 바닥을 힘을 주어 쓸어준다.
하나 둘 셋 넷 다섯 여섯 일곱 여덟
둘 둘 셋 넷 다섯 여섯 일곱 여덟

4. 양손 엄지로 정강이뼈 밑을 쓸어주고 넓적다리를 올라와 두 손으로 배를 쓸어준다.
하나 둘 셋 넷 다섯 여섯 일곱 여덟
둘 둘 셋 넷 다섯 여섯 일곱 여덟

09 손바닥 도인체조 Palm DoIn gymnastics

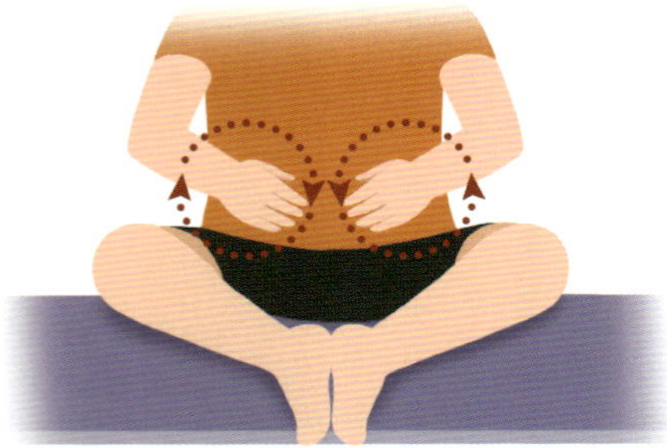

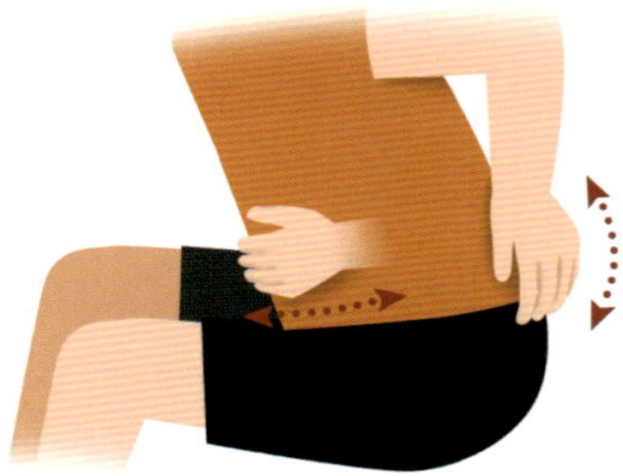

5 왼손을 시계 방향으로 돌리고 오른손을 시계 반대 방향으로 돌려서 배를 쓸어준다.

하나 둘 셋 넷 다섯 여섯 일곱 여덟

둘 둘 셋 넷 다섯 여섯 일곱 여덟

6 등을 앞으로 내밀고 손을 뒤로 돌려서 양손으로 허리 부분을 쓸어준다.

하나 둘 셋 넷 다섯 여섯 일곱 여덟

둘 둘 셋 넷 다섯 여섯 일곱 여덟

7 등을 세우며 양손을 갈비를 쓸어주고 배꼽 주위를 쓸어준다.

하나 둘 셋 넷 다섯 여섯 일곱 여덟

둘 둘 셋 넷 다섯 여섯 일곱 여덟

09 손바닥 도인체조 Palm DoIn gymnastics

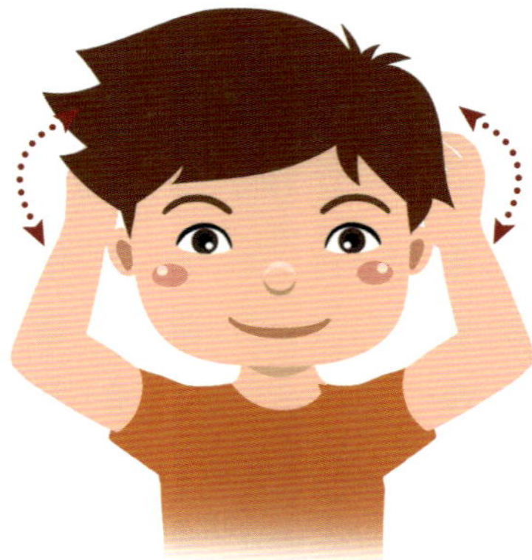

8 앞가슴을 쓸어주고 얼굴도 쓸어주고 머리도 쓸어준다.

하나 둘 셋 넷 다섯 여섯 일곱 여덟

둘 둘 셋 넷 다섯 여섯 일곱 여덟

제십식
第十式

목 도인체조
(도리도리 道理道理)

Neck DoIn gymnastics
-Dori Dori

목과 어깨 허리를 돌려서 목과 어깨 허리 및 팔목과 손목 손가락의 뭉친 근육을 풀어준다.

Turn roundly your head, neck, shoulder and waist which will relax your finger wrist elbow joint.

10 목 도인체조 Neck DoIn gymnastics

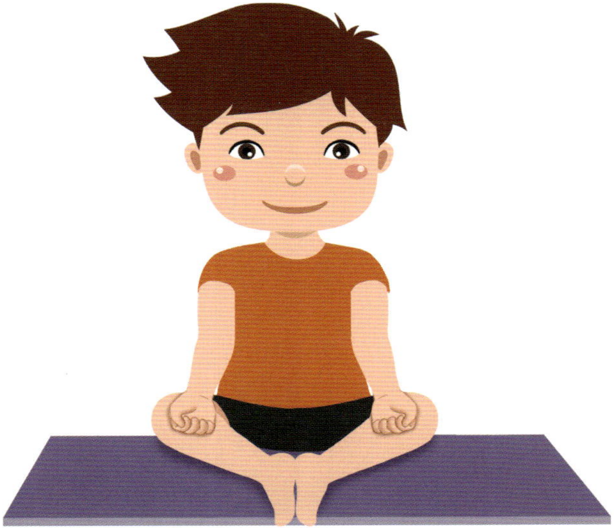

1 두 발을 마주 보게 붙이고 두 손을 무릎 위에 얹어 놓고 힘을 뺀다.

10 목 도인체조 Neck DoIn gymnastics

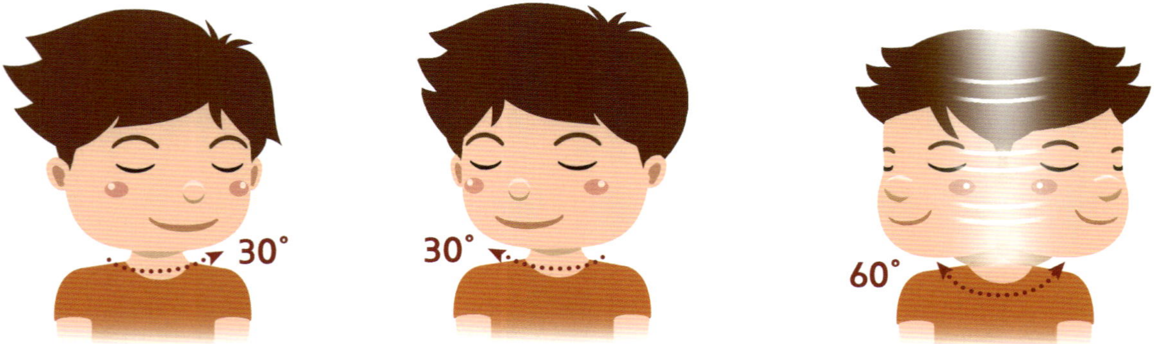

2 왼쪽으로 30도 오른쪽으로 30도 서서히 턱을 움직인다.

하나 둘 셋 넷 다섯 여섯 일곱 여덟

둘 둘 셋 넷 다섯 여섯 일곱 여덟

3 왼쪽으로 60도 오른쪽으로 60도 서서히 턱을 움직인다.

하나 둘 셋 넷 다섯 여섯 일곱 여덟

둘 둘 셋 넷 다섯 여섯 일곱 여덟

10 목 도인체조 Neck DoIn gymnastics

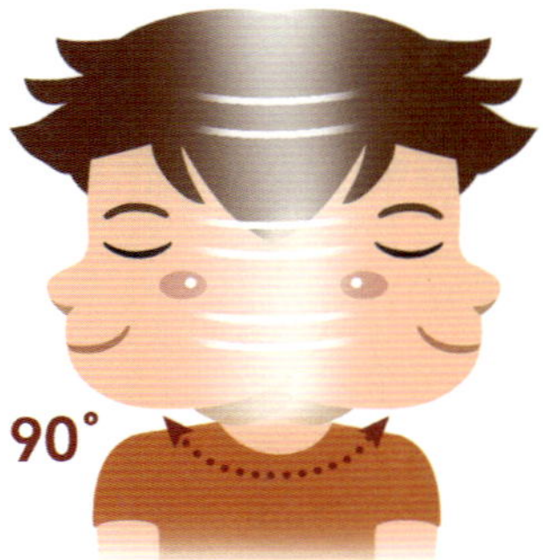

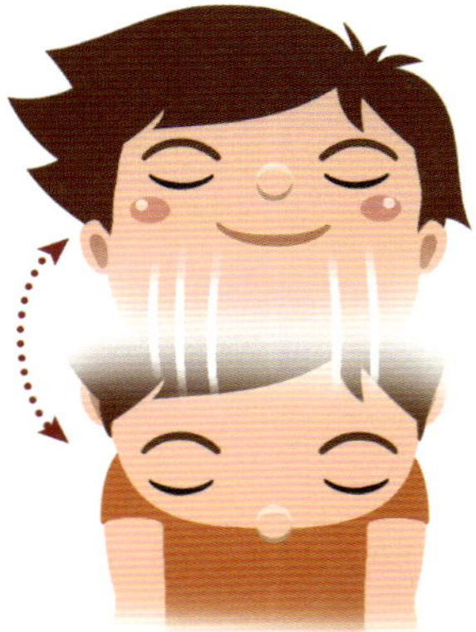

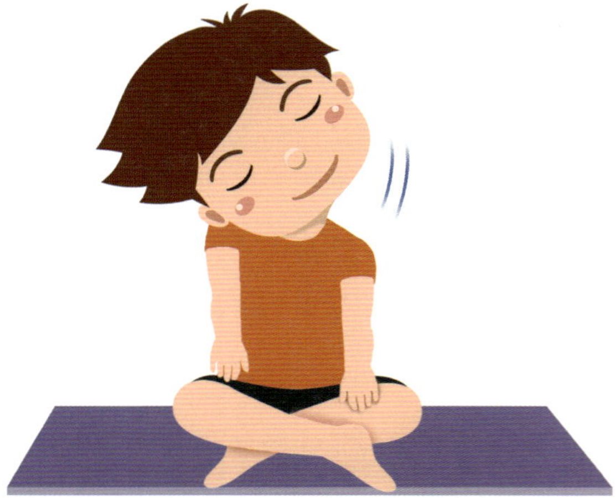

4. 왼쪽으로 90도 오른쪽으로 90도 서서히 턱을 움직인다.

하나 둘 셋 넷 다섯 여섯 일곱 여덟

둘 둘 셋 넷 다섯 여섯 일곱 여덟

5. 목을 가운데 놓고 머리를 위 아래로 수직으로 움직인다.

하나 둘 셋 넷 다섯 여섯 일곱 여덟

둘 둘 셋 넷 다섯 여섯 일곱 여덟

6. 왼쪽 귀를 왼쪽 어깨에 오른쪽 귀를 오른쪽 어깨에 닿게 귀와 어깨를 같이 움직인다.

하나 둘 셋 넷 다섯 여섯 일곱 여덟

둘 둘 셋 넷 다섯 여섯 일곱 여덟

10 목 도인체조 Neck DoIn gymnastics

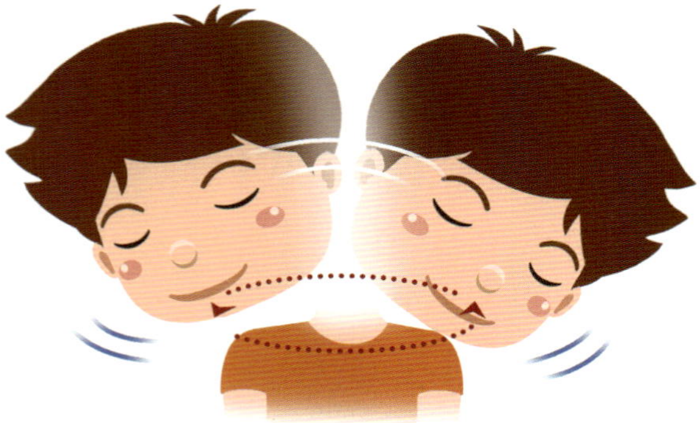

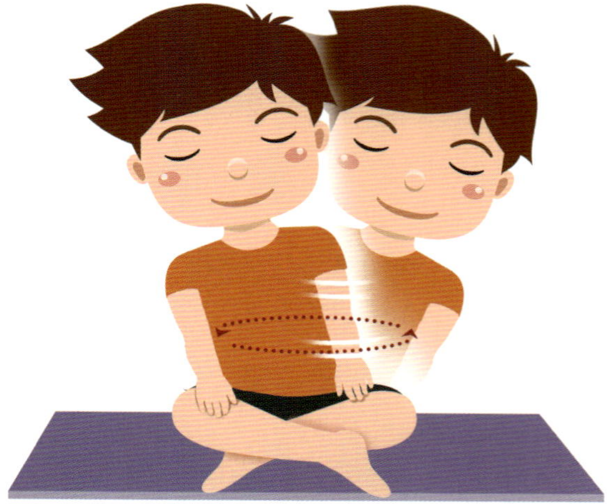

7 고개를 왼쪽으로 오른쪽으로 돌려준다.

하나 둘 셋 넷 다섯 여섯 일곱 여덟

둘 둘 셋 넷 다섯 여섯 일곱 여덟

8 허리를 왼쪽 오른쪽으로 돌려준다.

하나 둘 셋 넷 다섯 여섯 일곱 여덟

둘 둘 셋 넷 다섯 여섯 일곱 여덟

10 목 도인체조 Neck DoIn gymnastics

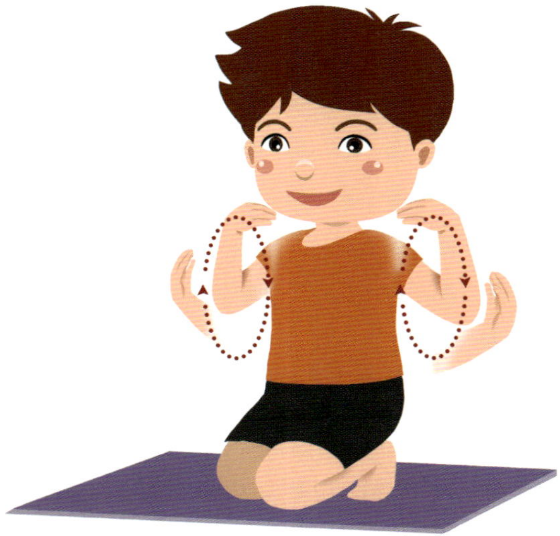

9 일어나 무릎을 반쯤 꿇고 손을 견정혈에 올려 앞으로 뒤로 돌려준다.

하나 둘 셋 넷 다섯 여섯 일곱 여덟

둘 둘 셋 넷 다섯 여섯 일곱 여덟

일어나 두 발을 어깨너비로 벌리고 선다.

제십일식
第十一式

허리 팔 도인체조
(요전투완 腰轉投腕)

Waist & Arm DoIn gymnastics
-YozenTuwan

허리를 돌린 후 팔을 전후좌우로 던지고 돌려서 손과 팔 어깨 등의 긴장을 풀어준다.

Turn waist smoothly and stretch your hand and arms 4 directions which will relax your muscles on finger arm shoulder and the back.

11 허리 팔 도인체조 Waist & Arm DoIn gymnastics

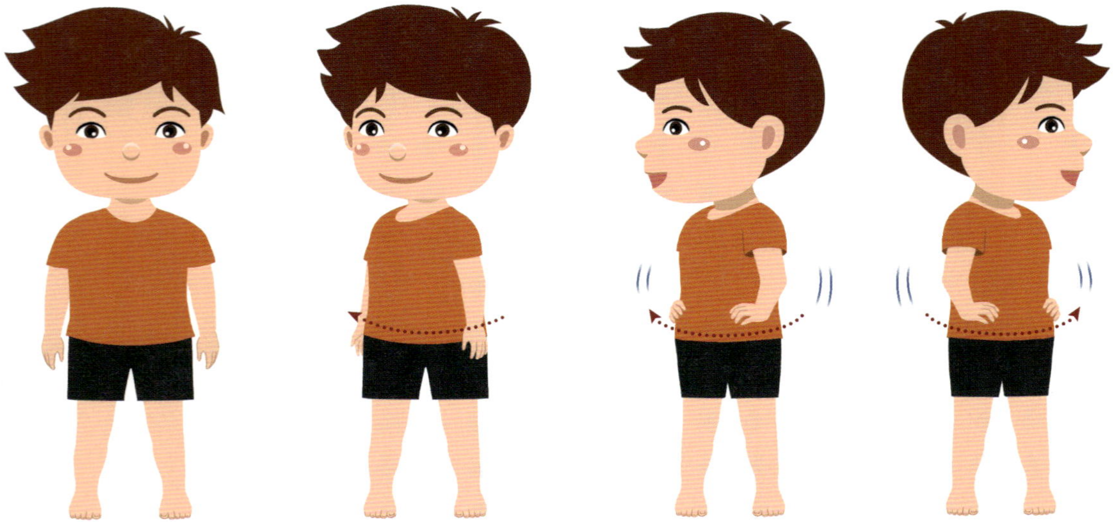

1 서서 몸에서 힘을 빼고 팔을 천천히 흔들어 준다.

11 허리 팔 도인체조 Waist & Arm DoIn gymnastics

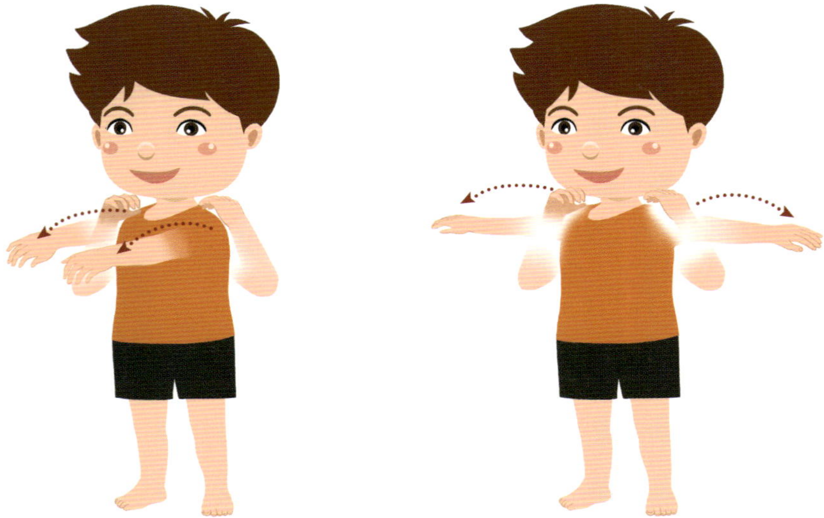

2. 두 발을 어깨너비로 벌리고 두 손을 견정혈에 올려 앞으로 쭉 던져준다.

하나 둘 셋 넷 다섯 여섯 일곱 여덟

둘 둘 셋 넷 다섯 여섯 일곱 여덟

3. 두 손을 견정혈에 올려 옆으로 쭉 던져준다.

하나 둘 셋 넷 다섯 여섯 일곱 여덟

둘 둘 셋 넷 다섯 여섯 일곱 여덟

4. 힘을 빼고 팔을 천천히 흔들어 준다.

11 허리 팔 도인체조 Waist & Arm DoIn gymnastics

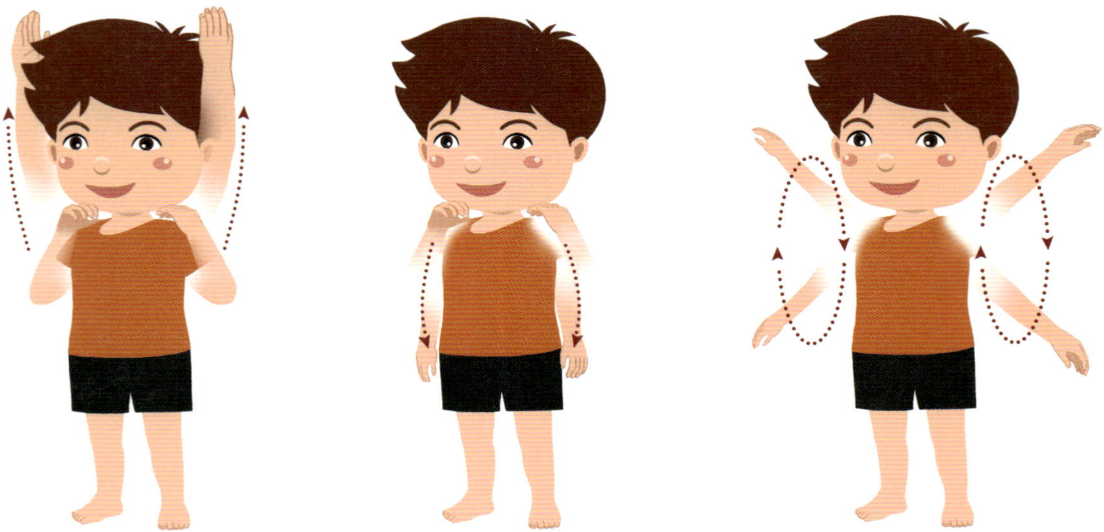

5 두 발을 어깨너비로 벌리고 두 손을 견정혈에 올려 위로 쭉 던져준다.

하나 둘 셋 넷 다섯 여섯 일곱 여덟

둘 둘 셋 넷 다섯 여섯 일곱 여덟

6 두 발을 어깨너비로 벌리고 두 손을 견정혈이 올려 밑으로 툭 던져준다. 힘을 빼고 자연 낙하를 시키는 기분으로 던져준다.

하나 둘 셋 넷 다섯 여섯 일곱 여덟

둘 둘 셋 넷 다섯 여섯 일곱 여덟

7 두 발을 어깨너비로 벌리고 두 손을 견정혈에 올려 앞으로 뒤로 돌려준다.

하나 둘 셋 넷 다섯 여섯 일곱 여덟

둘 둘 셋 넷 다섯 여섯 일곱 여덟

제십이식
第十二式

숨쉬기 도인체조 (장호심흡 長呼深吸)

Breathing DoIn gymnastics -Jangho Shimhup

몸을 늘려서 숨을 길게 내쉬고 깊이 들여 마시며 천지자연에 감사의 마음을 전한다.

Stretch your body and breath out as long as possible and breath in as deep as possible to express great thanks to the nature.

12 숨쉬기 도인체조 Breathing DoIn gymnastics

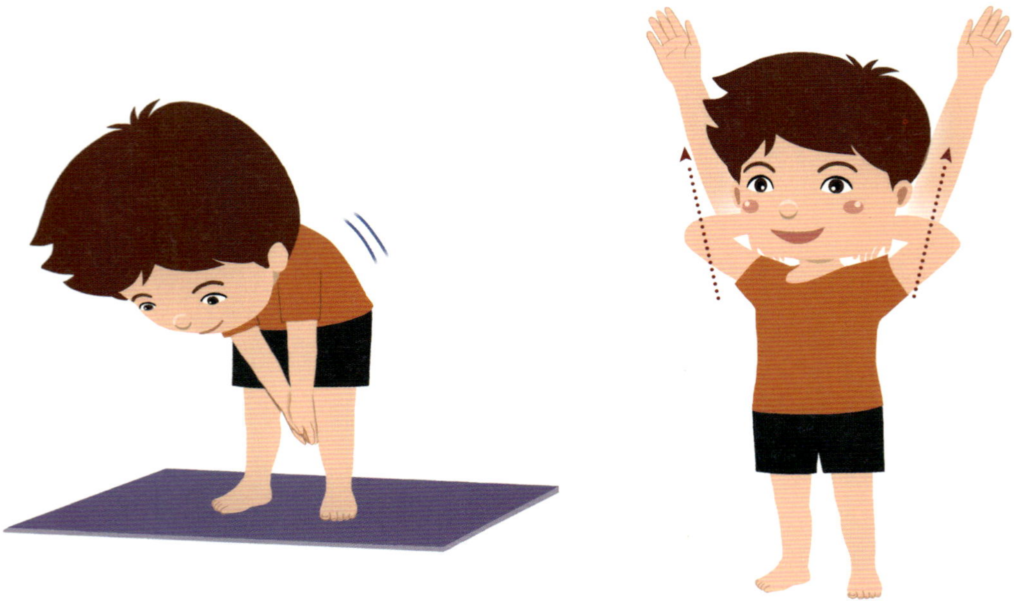

1 두 발을 벌린 상태에서 두 손을 모아 무릎 안쪽으로 보낸다.

2 허리를 쭉 펴면서 두 손을 머리 위로 올리며 숨을 들이 마신다.

12 숨쉬기 도인체조 Breathing DoIn gymnastics

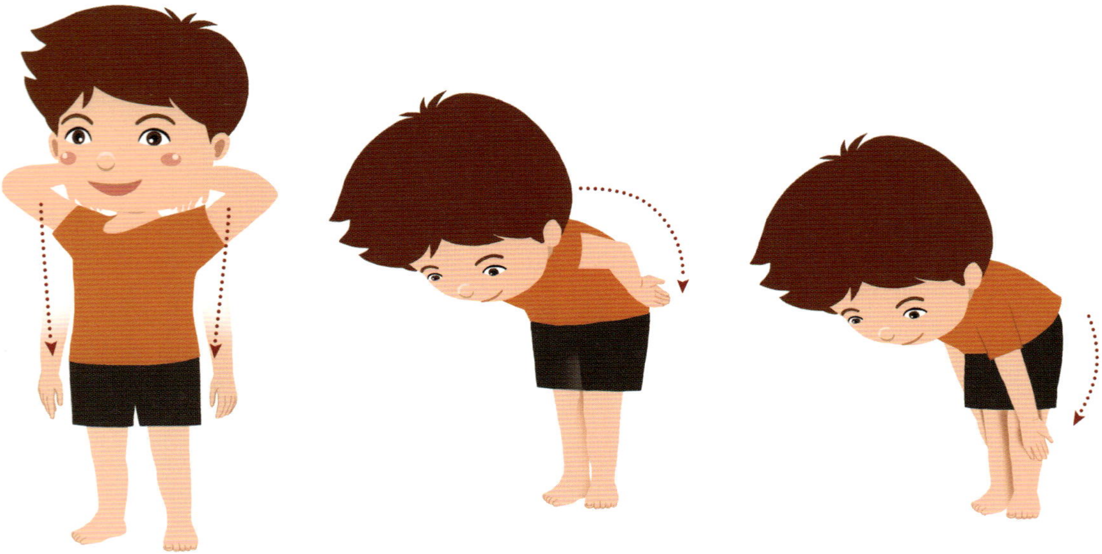

3 머리 위의 손을 둥글게 내리면서 숨을 내쉰다.

4 두 손이 내려올 때 등에서부터 엉덩이 뒷발목까지 손등으로 쓸어주며 숨을 내쉰다.

이완법 弛緩法

이완弛緩이란 근육이나 긴장 따위가 풀려서 느슨해진 상태를 이완이라고 한다.

이완법은 긴장으로 경직되어 있는 근육이나 정신적인 긴장을 자신의 의지로 풀어서 느슨해지고 편안해지는 방법을 이완법이라고 한다.

● ● ● 이완을 하기 위해

01. 눈을 감는다.

02. 숨을 고른다. 하나 둘 셋 넷 다섯을 세면서 내쉬고, 다섯을 세면서 들이 마신다.

03. 일곱 번을 의식적으로 들이 마시고 내쉬면서 몸 안의 탁기와 열기가 호흡을 통해서 나가는 것을 느낀다.

04. 코를 통해 시원한 기운이 내 몸으로 들어오는 것을 느낀다.

05. 내 마음을 머리 위에 올려놓는다. 마음으로 머리를 부르고 눈을 부르며 '오늘 하루 긴장 속에서 사느라 수고 많이 하였다.'고 말을 해 준다. 혀를 부르며, 입을 부르며, 코를 부르며, 귀를 불러서 수고하였으니 이제 모든 것을 내려놓고 편안히 쉬라고 이야기해 준다.

06. 얼굴 전체를 부르고 목에서 가슴으로 배꼽으로 단전으로 생식기로 넓적다리로 무릎으로 정강이로 발목으로 발등으로 10개의 발가락 끝으로 활성산소가 뭉게뭉게 빠져나가는 것을 상상하고 나가는 것을 느껴 본다.

07. 몸 안에 싸여 있는 탄산가스는 코로 호흡을 통해 나가고 공기 중의 신선한 산소가 폐를 가득 채워주고 몸 안의 세포가 살아나는 것을 느껴 본다.

08. 내 마음의 나쁜 감정과 나쁜 생각이 백회혈을 통해 굴뚝의 연기가 날아가듯이 내 몸 밖으로 빠져나가고

착한 마음과 좋은 생각이 머리를 가득 채우고 온몸을 가득 채워 내 몸 밖으로 광채가 뻗어 나가는 것을 상상한다.

09. 머릿속에 맴도는 생각이나 걱정거리가 있으면 집중이 되지 않는다.

우리 머리에는 2,000억 개의 뇌세포가 메모리 스틱 기능을 하고 있다.

이곳에 창고를 만들자. 그리고 그곳에 번호를 매겨주자. 1번은 나의 문제 2번은 부인 3번은 큰 아들 4번은 둘째 딸 등의 가족 방과 친구방, 회사 업무방 등을 만들어 풀리지 않는 문제는 그곳에 집어넣고 자물쇠를 잠그자.

그리고 뇌에게 부탁한다.

부디 내가 잠을 자고 일어나면 문제 해결의 답안을 내어 달라고.

10. 호흡을 고르고 내 몸의 나쁜 기운을 모두 10개의 발가락 끝과 10개의 손가락 끝으로 뭉게뭉게 내 보내고 내 마음의 나쁜 생각과 나쁜 마음은 정수리 백회혈을 통해 내 보내고 착하고 좋은 마음을 하늘로부터 받아 가득 채워 넣자. 그리고 내 감정과 마음에서 떠오르는 일은 모두 뇌세포 방에 넣어 놓고 문을 걸어 잠그면 이제 내 몸과 마음은 텅 빈 태초의 모습으로 돌아가게 된다.

11. 이런 상태에서 내 혀에 집중을 하며 옥침이 닳이 나오도록 혀와 대화를 해 보자. 염천혈에 집중하자.

인진법
咽津法

01. 침을 많이 생산하기 위해 혀 도인체조를 실시한다.

02. 입천장을 혓바닥에 힘을 주어 16번 밀어준다.

03. 좌우 어금니를 8회씩 혀로 밀어준다.

04. 아랫잇몸을 혓바닥에 힘을 주어 16번 밀어준다.

05. 좌우 아래 어금니를 8회씩 혀로 밀어준다.

06. 혀로 치아 밖의 입안을 좌로 4회 우로 4회 혀에 힘을 주어 돌려준다.

07. 혀로 입술을 적셔주고 돌려준다. 좌우로 4회씩 리듬에 맞춰 돌려준다.

08. 입안에 고인 침을 모아서 세 번에 나누어 마신다.

09. 침을 마시기 전에 작게 잘라서 동글게 만들어 식도로 넘긴다.

10. 동그란 침이 목젖을 타고 내려가면서 기화되는 것을 느낀다.

11. 위장에 도달해 안개가 퍼지듯이 연무 형태로 변하면서 위의 표면을 감싸 주는 것을 상상하면서 다시 침을 둥글게 만들어 삼킨다.

12. 기화된 침 위로 다시 연무가 되어 위장 표면을 덮어 주고 다시 옥침을 만들어 식도로 굴려 내린다.

13. 잠이 들 때가지 계속한다.

14. 집중이 잘 안 되어 침이 나오지 않는 사람은 물을 한잔 마시고 마지막 부분을 입안에 물고 우물우물하면서 혀를 돌리고 입안의 침이 많이 나오도록 노력한다.

깊은 잠을 자고 일어난다.
상쾌한 기분이 느껴지며 기운이 충일해 지는 것을 느껴 본다.

내관법
內觀法

내관법이란 내 마음의 눈으로 내 몸을 두루 들여다보는 공부를 이야기한다.
내 몸이 보이고 내 몸속에 숨겨져 있는 장기와 뼈와 골수가 보이고 혈이 보이고 기가 보이고 움직이는 모든 것을 느끼고 이해하고 보고 듣는 공부를 내관 공부라고 한다.

01. 우선 결가부좌를 하고 앉는다. 결가부좌가 어려우면 반가부좌를 한다.

02. 허리를 쭉 편다. 턱을 약간 가슴 쪽으로 당긴다. 고개를 약간 숙인다.

03. 어깨에서 힘을 빼고 편안하게 앉는다.

04. 두 손을 겹쳐서 인印을 짓는다. 왼손이 위로 오른손이 아래로 오게 놓는다. 두 엄지손가락은 마주 본다.

05. 이완법에서 불러온 마음을 콧등에 얹어 놓는다.

06. 눈을 가늘게 뜨고 콧구멍을 통해 들어오고 나가는 가스의 흐름을 들여다본다.

07. 탄산가스 덩어리에 타고 숨결이 나가는 곳까지 가본다.

08. 들이 마시는 숨결을 따라 몸 안으로 들어가는 산소 위에 내 마음을 얹는다.

09. 콧구멍을 지나 코털을 피해서 코안으로 들어간다.

10. 비강과 부비강을 지나며 온도가 올라가고 뿌려 주는 수분으로 습도가 올라가면서 융모 사이와 끈적거리는 점액 사이를 뚫고 지나가 기도를 통해 폐에 도달하는 것을 느껴 본다.

11. 폐의 폐포에 실려 앞을 지나가는 붉은피톨에 올라타 보자.

12. 붉은피톨 위에 앉아 온몸 구석구석을 돌아보자.

13. 세포막을 뚫고 들어가 미토콘트리아에 도착해서 몸에서 나오는 선천원기의 불火과 내가 타고 온 산소와

다른 붉은피톨에 실려 들어온 당糖이 인슐린의 도움으로 발전소의 엔진에서 일어나는 불꽃과 같이 연소되면서 에너지로 변화하는 과정을 지켜보자.

14. 열과 빛을 생산하고 나오는 부산물 탄산가스와 물이 만들어져서 다시 적혈구를 타고 세포 밖으로 나와 물은 신장으로 가고 탄산가스는 허파를 거쳐 콧구멍 밖으로 나가는 것을 느껴보자.

15. 내 몸에서 나온 탄산가스가 식물의 호흡을 통해 엽록소를 만나 물과 함께 광합성 작용에 사용되는 것을 들여다보자.

16. 나와 식물이 나를 둘러싸고 있는 모든 존재와 공기로 연결되어 있다는 것을 깨달아 보자. 식물이 있으므로 동물이 존재하고 동물이 있어 식물이 살아간다는 것을 깨닫는 것, 상호 의존해서 세상과 우주가 돌아간다는 사실을 깨달아 보자.

경혈도
經穴圖

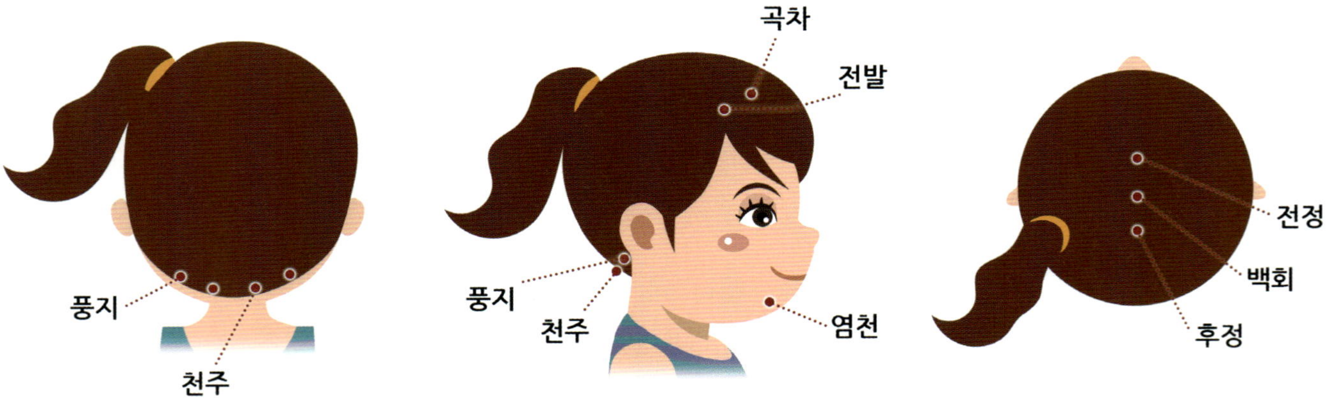

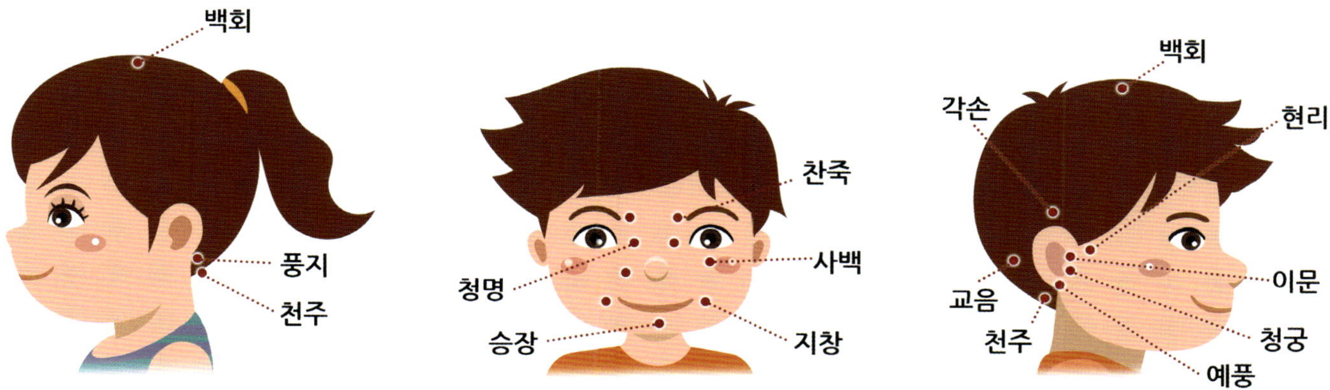
백회
풍지
천주
찬죽
청명
사백
승장
지창
백회
각손
현리
교음
이문
천주
청궁
예풍

도인의 뜻과 도인체조의 효능

도인체조

Do In gymnastics-Oriental Secret

도인체조道人體操는 도인들이 하는 체조라는 뜻이다.

도인은 길도道에 사람인人자이다.

도道란 천도天道를 이야기하며 덕德이란 지덕地德을 이야기한다.

즉 도덕道德이란 하늘의 길과 땅의 덕을 배운다는 뜻이다.

하늘의 길이란 태양이 365일 하루도 자리를 어기지 않고 떠오르고 지는 것이며 달이 찼다가 이지러지고 다시 차오르는 것을 말하는 것이며 모든 주기적으로 발생하고 되돌아오는 자연 현상을 말한다.
인도人道는 무상無常하나 천도天道에는 어김이 없다는 것을 명심하자.

대지는 모든 씨앗을 받아들여서 키워내고 열매 맺고 영글어서 과일이 되고 종자가 되어 모든 동식물과 곤충과 미생물의 삶을 이어나가게 하고 풍요롭게 만들어 주는 것이다.

땅은 어머니의 덕德을 지니고 있어 생명을 낳고 기르고 종족보전을 할 수 있도록 보호해 주며 생명의 자아실현을 도와주는 것이다.

사람인人자란 왼쪽으로 삐친 획은 바르다正는 뜻이며 오른 쪽으로 파임한 획은 참되다眞는 뜻이다.

그러므로 사람이란 참되고 바른 존재라는 뜻이다.

즉 도인道人이란 참되고 바르며 하늘이 한 치의 오차도 없이 봄 여름 가을 겨울을 운용하는 이치를 터득하고 땅의 덕을 배우기 위해 노력하는 사람이라는 뜻이다.

현대의 도인道人이란 의미는 생활生活과 수련修練과 수도修道를 통해 터득하고 깨우친 바를 여러 사람에게 알려주고 나누어 주어 모두를 행복하게 하려고 노력하는 사람이라고 정의할 수 있다.
'자신이 선택한 직업에 충실하고 매일 아침과 잠들기 전에 건강 도인체조를 실천해서 건강하고 부드러운 몸을 만드는 것을 수련이라.' 하며 이완법과 인진법 내관법을 일주일에 1번 이상 실천해 '자연과 우주와 하나로 합일合一하는 공부를 수도라.' 하는 것이다.

우리 조상님들께서 수련하신 선도仙道는 수련을 통해 환골탈태換骨奪胎를 이루며 하늘의 이치 즉 천의무봉天衣無縫을 터득하여 자연의 이치에 순응하며 하루하루의 삶을 승유지기乘遊至氣(지극한 기운을 타고 즐겁게 삶을 유유자적하게 사는 것)하여 성통공완 性通功完하고 죽음의 장에 임해서는 우화등선 羽化登仙하는 것을 목표로 하였다.

풍류도風流道란 고운孤雲 최치원崔致遠선생께서 쓰신 화랑 난랑비서에 나오는 말로써 유불선삼교의 깊은 뜻을 포함하는 현묘지도玄妙之道의 다른 이름이다.

인간의 오욕과 칠정에 의해 만들어진 현대 문명이 물질문명의 극성極盛과 정신문명의 피폐로 갈 길을 잃어버리고 헤매고 있다.

물질문명의 편의와 풍요로움 속에서 자신의 정체성을 잃어버리고 방황하며 고독 속에서 자살로 생을 마감하는 인구가 점점 늘어가는 고통을 받고 있다.

이시대의 병을 치료할 수 있는 최후의 방편은 인류가 지구에 태어나 하늘의 뜻에 따라 원시문명元始文明을 시작한 그 때로 돌아가 원시반본元始返本의 새로운 정신문명을 시작해야만 가능할 것이다.
현대의 문제인 소외와 고립 그리고 외로움을 해결할 핵심이 현묘지도 안에 들어 있는 것이다.

건강 도인체조는 풍류도를 공부하는 기초 과정으로 수련을 시작하기 전에 얼이 들고 나는 굴이 모여 있는 얼굴을 중심으로 손과 발을 써서 몸과 마음이 대화를 시작하는 문인 것이며, 우리 몸의 면역력을 기르고 마음을 화평하게 하며 하늘의 뜻으로 살아가는 사람을 스스로 만들어 나가게 될 것이다.

도인체조의 효능
DoIn gymnastics effects

1. 스트레스 해소Get rid of Stress

수많은 사람과 수많은 자동차 수많은 건물로 둘러싸여 인공적으로 만들어진 환경 속에서 우리는 고달픈 하루하루를 살아가고 있다.

아침에 알람 소리에 눈을 뜨고 바쁘게 씻고 간단히 샌드위치나 커피 한 잔으로 아침을 때우고 가방을 들고 뛰다시피 나가야 겨우 시간에 맞춰 지하철이나 버스를 타고 출근하거나 등교를 한다. 여유가 있는 사람들은 자가용을 운전하나 이 또한 도로 사정에 따라 굼벵이같이 느리게 달리는 차 속에서 출근 시간에 늦지나 않을까 가슴 졸이며 운

전한다.

불행하게도 우리는 하루를 스트레스로 시작한다.

출근해서는 컴퓨터 앞에 앉아 하루 종일 일을 하다 보면 손가락과 손목 어깨가 당기고 불편하며 어떤 때는 예리한 통증까지 찾아오는 것을 경험해 본 적이 있을 것이다.

저녁 늦게 집에 도착하는 것은 다반사이며 몸과 마음이 휴식할 틈도 없이 바쁘게 하루하루를 살아가는 것이 현대인의 일반적인 모습이다.
주말이 되면 몸과 마음이 녹초가 되어 TV를 보며 잠을 자다가 일어나 인스턴트식품을 먹고 가까운 공원을 산책하거나 등산을 하고 다시 다람쥐 쳇바퀴 돌 듯 바쁘게 살다 보면 일 년이 지나고 십 년이 쏜살같이 지나가는 것이 우리의 현실이다.

이러한 일상생활에서 업무 문제로 대인 관계로 가족 간의 편치 않은 관계로 스트레스는 쌓여가고 하루에 2~3시간씩 들여다보는 스마트 폰으로 인해 목은 점점 거북이 목이 되어, 목은 뻣뻣해지고 어깨와 허리는 딱딱하게 굳어 간다.

업무로 인한 과도한 스트레스를 풀기 위해 피우는 담배와 폭음과 육류의 과다 섭취로 오는 고혈압, 동맥경화, 당뇨, 시력 감퇴, 이명현상 등 무수한 질병에 현대인들은 노출되어 있다.

저자 역시도 이러한 생활을 40년 넘게 해 오면서 과도한 업무와 음주 흡연 등으로 다양한 현대병을 앓아 본 경험이 있어 이를 치료해 보려고 많은 노력을 기울이며 살아왔다.

30대 초반에 급성간염을 앓고 단전호흡수련을 시작하여 지금은 나름대로 건강을 유지하는 비법을 터득해 살고 있다고 생각하기 때문에 경험을 바탕으로 옛 선인들께서 매일 아침에 일어나 수련하셨던 선도의 도인법을 기초로 해서 현대인들에게 맞는 체조를 개발해 여러분들 앞에 내어 놓는다.

여러분들이 매일 아침 잠자리에서 눈을 뜨고 일어나기 전에 바로 양손을 들어 15분간 건강 도인체조를 하면 몸이 따뜻해지고 부드러워져서 활기차게 하루를 시작할 수 있을 것이다.

또한 도인체조를 열심히 해서 거북목을 완화하고 업무 능률을 올리며, 장시간 비행기나 자동차, 기차를 타고 여행을 하거나 출장이 잦은 사람들에게 스트레스 해소와 컨디션 조절을 위해 적극 권유한다.

2. 뇌기능 활성화Activation of Brain function

우리는 이제까지 눈을 운동해 보거나 귀를 운동해 보거나 코를 운동시켜본 경험이 없다.
도인체조는 눈 코 귀 입 혀 치아 등을 운동하므로 뇌신경에 많은 자극을 주게 된다.
이 규칙적이고 리드미컬한 자극은 뇌를 깨우고 활성화시켜 기능을 높이고 치매를 예방할 수 있다.

예부터 선도를 수련하는 분들이나 불가의 고승들에게는 치매라는 것이 없었다.
자신이 인간 세상을 떠날 날짜와 시간을 미리 알아 벽곡을 하고 조용히 삶을 마감하시는 선사禪師들의 이야기를 책을 통해 접해 보신 독자들이 많을 것이다.

도인체조를 꾸준히 하다보면 선도수련에 흥미를 느낄 것이며 선도를 수련하다보면 깨달음의 경지에 이르게 된다. 왜

냐하면 선도수련의 핵심은 체지체능體知體能이기 때문이다. 즉 내 몸을 공부해서 알아야 내가 능히 원하는 대로 몸을 사용할 수 있고 내 몸을 알아가는 과정에서 격물치지格物致知를 통해서 깨우침에 이른다는 가르침이기 때문이다.
이 세상에서 내 몸보다 소중한 것이 있는가? 아무리 큰 부자라 해도 아무리 큰 권력을 가진 권력자라 해도, 아무리 큰 명예를 갖고 있는 지식인이나 배우라 해도 결국에는 몸을 버리고 떠나면 모든 것이 무로 돌아가지 않던가?
몸 갖고 있을 때 배우고 익히고 깨달아야 하지 않겠는가?

건강 도인체조 수련은 여러분들을 선도 수련의 세계로 안내 할 것이며 현대의 과학 문명과 문화를 즐기면서 옛 신선들 같이 살아가는 승유지기乘遊至氣의 삶을 맛보게 할 것이다.

또한 나이 들어 혹시나 나도 걸리지 않을까 걱정하는 치매로부터 여러분을 자유롭게 해 줄 것이다.

사람이 병이 걸려 죽어 갈 때 대부분 허리나 엉덩이의 고관절 골절로 운동을 못하게 되고 근골이 약해지면서 죽음의 길로 들어서게 된다. 통계에 의하면 고관절 골절을 당하고 일년 내에 죽는 사람이 골절 환자의 1/4정도가 된다고 한다.

이러한 것을 예방하기 위해 선인들의 지혜를 빌고 현대적인 기법을 도입해서 도인체조를 만들었다.
이 도인체조는 1982년부터 수련한 단학수련을 기초로 하고 옛 선현들의 수련법을 도입하여 만든 것임을 밝혀둔다.

3. 면역력 증진Promotion of immunity

도인체조를 열심히 하면 입안에서 침이 많이 솟아나며 이 침은 여러분 몸 구석구석을 윤택하고 부드럽게 만들어 줄 것이다. 이완법을 통해 피로에 지친 심신을 달래주고 옥침마시기 인진법을 통해 여러분의 건강이 호전되고 다섯 가지의 효능을 지니고 있는 옥침을 통해 면역력이 증진될 것이다.

또한 이제까지 한 번도 운동을 해 본 적이 없는 눈을 운동시키고 귀를 운동시켜서 시력과 청력이 증진되는 것을 느끼게 될 것이다.

오늘부터 잠자리에서 깨어나 바로 일어나지 말고 10여 분 정도 도인체조로 굳어져 있는 근육과 뼈마디를 풀어주고 일어나 생활을 시작하자. 잠들기 전에 이완을 하고 옥침을 마시며 도인체조를 하고 잠을 청하면 깊은 숙면에 들 수 있을 것이다.

기운차고 활력 있는 삶을 위해서 우리 모두 노력하자.

풍류도 도인체조風流道 道人體操를 터득하고 하루에 두 번씩 열심히 수련한다면 잠자리에서 일어날 때는 가볍고 활기차게 일어날 수 있을 뿐만 아니라, 비행기를 타고 장시간 여행할 때 잠들기 전에 이완을 하고 잠에서 깨어나 도인체조를 하고 옥침 마시기를 꾸준히 하면 시차에 크게 영향을 받지 않고 활동을 할 수 있게 될 것이다.

충분한 수면과 부드러워진 근육과 정소精素로 가득 찬 뼈마디와 편안한 마음 가짐이 우리 몸의 면역력을 기르고 질병에 대한 대항력을 키워나가 자연치유능력을 높여 나갈 것이며 주위의 사람들과 자연과 조화를 이루어 살아가는 방법을 터득하게 될 것이다.

내 몸을 사랑하다보면 내 이웃도 사랑하게 된다.

억지로 이웃을 사랑하려 하지 말라.

나를 먼저 사랑하고 내 몸을 먼저 아껴주다 보면 자연히 남이 나와 같이 소중하게 느껴지는 시간이 오는 것이다.

우리 몸의 진액, 침과 정액 그리고 호르몬

옥玉침 마시기는 선도에서는 인진咽津법이라고 한다.

사람 몸에는 신장(콩팥)이 있고 몸 안의 수기는 우리 몸이 섭취한 수분을 대장에서 퍼서 콩팥에 전해주면 콩팥이 맡아 보관하게 된다. 신장에 보관되어 있는 수기가 단전 생명 에너지의 도움을 받아 수증기화해서 독맥을 타고 올라가 입안에서 침으로 만들어진다고 선조님들께서는 이해하셨다.

그러므로 침은 우리 몸의 수기가 응어리져 액화된 것이다.

이러한 과정을 수승화강水昇火降이라 하셨으니 즉 콩팥에 저장된 수기가 아지랑이 같이 되어 독맥督脈을 타고 올라가 머릿속 뇌의 작용으로 일어나는 뜨거운 열기를 식혀 임맥任脈을 타고 내려오며 인당印堂과 인중人中혈을 지나 혀 밑의 염천廉泉혈에 이르면 맑은 샘물이 되어 입안 침샘에서 침으로 솟으며, 더운 기운은 임맥을 타고 내려가다 단중에서 더운 기운을 심장에 전해 주고 남은 여기가 다시 단전으로 회수 되는 것을 임맥유통任脈流通이라고 하신 것이다.

의학 대백과 사전을 보면 침 속에는 페록시디아제(peroxidiase)와 라이소자임(lyisozyme)이나 뮤신(mucicacid) 같은 항균 성분이 들어 있어 음식물을 통해 몸으로 침투하는 병원균을 죽이는 역할을 하여 우리 몸을 외부로부터 방어해 주고 페록시디아제는 활성산소를 제거해서 피로를 회복시켜 주는 역할을 한다고 한다.

또한 침에는 녹말을 분해하는 아밀라제(amylase) 등이 들어 있다고 한다.
그래서 밥을 오랫동안 씹으면 단맛이 나는데 아밀라제가 작용하여 녹말이 당분으로 소화되었기 때문이다.

아밀라제 이외에도 침에는 파로틴(parotin)이라는 노화 방지 호르몬이 들어 있는데 이 호르몬은 피부나 근육의 노화를 방지한다고 한다. 음식을 잘 씹어 파로틴의 분비가 많아지면 살갗에 윤기가 돌면서 얼굴이 젊어 보이게 된다.
피로를 회복시켜 주는 물질과 병원균을 죽이는 강력한 항균물질과 녹말을 당분으로 변화시키는 소화제와 노화를 방지하는 호르몬이 들어 있는 침을 예로부터 우리 선조들께서는 보배 중의 보배 옥玉침이라고 부르신 것이다.

나이가 50이 지나면 누구나 침의 분비가 적어지는 것을 느끼게 될 것이다.
이럴 때 옥침마시기 도인법을 실천하여 옥침을 세 번에 나누어 마시고 더욱 옥가락지 형태의 구슬로 만들어 목으로 넘길 수 있다면 건강이 좋아지는 것을 느끼게 될 것이며 단전에 기운이 꽉 차는 것을 느끼게 될 것이다.
침을 뱉어 버리는 자者 정精을 뱉는 것이니 천賤해질 것이다.

天符呪에 身依精 有 厚薄하니 厚貴薄賤이니라.

몸은 정에 의지해 일어난 것이니 후하고 박함이 있으며
두터우면厚 귀하게 되고 살이 없이 삐쩍 마르게 되면薄 천해지느니라.

인간 사회에서 돈은 몸의 정과 같으니 많으면 귀하게 되고 적으면 가난하게 되는 것과 같은 이치이다.

| 기氣의 관문關門 코

코는 우리 몸으로 공기를 흡입하고 탄산가스를 배출해 주는 공기의 통로이다.
차갑고 건조한 공기가 직접 폐에 들어가면 폐를 손상시키기 때문에 일단 비강과 부비강의 구조와 기능을 이용해 차고 건조한 공기를 습도 75~80% 온도 30℃ 정도로 만들어 기도로 들어가게 하는 일을 한다.

둘째는 공기에 섞여 들어오는 미세먼지나 바이러스나 병원균을 걸러내고 코 점액으로 포집해서 밖으로 내보내는 일을 한다.

셋째는 냄새를 맡는 기능이다.
약 3천 종에서 1만 종의 냄새를 맡으나 강력한 냄새에 노출이 되면 마비가 되어 냄새를 맡지 못하게 되는 경우도 있다. 냄새를 통해서 식욕을 촉진하여 음식을 맛있게 먹게 하는 것도 코가 하는 중요한 일이다.

넷째는 목소리의 울림통 역할을 해서 소리를 아름답게 만드는 데 일조를 한다.

다섯째는 한쪽으로 모로 누워 자게 되면 콧속에 혈액이 모이게 되어 뇌에 신호를 보내 자세를 바로잡게 하는 역할도 한다.

그러므로 동의보감에서는 '코를 잘 통하게 해야 코로 드나드는 기운이 단전으로 들어간다.'고 하였으며 또한 코는 신기神氣가 드나드는 문이기 때문에 신려神廬라고도 불린다고 쓰여 있다.

코는 하늘의 천기天氣가 몸으로 들어오는 가장 중요한 문이고 길이다.

코는 폐로 통하기 때문에 코의 이상은 폐의 이상으로도 볼 수 있는 것이다.

우리가 숨을 들이 마시면 공기가 코털을 지나가면서 무겁고 큰 물질은 털에 걸려서 콧물에 떨어지고 굳어지게 되면 코딱지가 되는 것이다.

또한 이보다 작은 미세먼지나 바이러스와 같이 공기로 전염되는 병원균은 코의 점막에 막혀 기도로 들어가지 못하고 정화되고 더워진 그리고 알맞게 습도가 올라간 공기만이 폐로 넘어가게 되는 것이다.
코가 하루에 처리하는 정화된 공기의 양은 약 1만 3,500리터로 작은방 하나를 가득 채울 수 있는 양이라고 하니 엄청난 정화 능력이 놀라울 뿐이다.

가습 작용을 하기 위해 하루에 약 1리터의 수분을 분비한다.

수분은 대개 끈끈한 점액의 형태로 콧구멍에 줄지어 있는 해면 같은 빨간 막에서 분비된다. 콧구멍에 있는 털에서 대충 정화작업을 하고 나면 점액이 본격적인 정화 작업을 하는데 마치 파리 잡이 끈끈이처럼 털이 걸러내지 못한 세균과 미립자들을 잡아낸다. 이 점액은 몇 시간 쓰고 나면 썩게 되어 매 20분마다 깨끗하고 새로운 점액을 만들어 대체해 준다.

오래 묵은 점액을 쓸어내기 위해 눈에 보이지 않을 정도의 미세한 섬모들을 준비해 오래된 점액을 잽싸게 목구멍으로 쓸어내어 삼키게 하고 천천히 제자리로 돌아온다. 그러면 강력한 위산이 목구멍을 통해 삼켜진 병균을 대부분 파괴한다. 이러한 구조적인 방어체계 이외에 코에서는 리소자임이라는 살균제가 분비되어 청결을 유지하고 있다.

이렇게 중요한 역할을 하는 코를 자극해 주는 운동을 지속적으로 하게 되면 코의 기능이 원활하게 되어 숨을 잘 쉬는데 큰 도움이 된다.

天符呪에 氣依命 有 淸濁 淸壽濁夭하니라

천부주에 기는 命(목숨)에 의지해서 일어나니
맑음과 탁함이 있는지라
기가 맑으면 오래 살 것이요 기가 탁하면 어린 나이에 요절하게 되느니라.

하늘이 얼마나 사람을 사랑하셨으면 우리의 생명을 오랫동안 이어갈 수 있도록 코에서 폐에 이르는 길에 주밀하고도 치밀한 정화와 살균 가습과 보온장치를 해 놓으셨는지 인체를 공부하다보면 오직 감탄할 따름이며 조물주의 은혜에 저절로 고개가 숙여지게 된다.

특히 코 부분의 공부는 도우님들이 기氣를 공부하면서 내관內觀법을 공부할 때 중요한 것이니 코와 기관지와 폐를 공부해 놓으시기 바란다.

| 혀는 몸 안의 불기운을 다스리고 주관하는 심장을 대변하는 감각 기관이다.

혀의 주요 기능은 치아가 음식을 씹을 때 입안에서 음식물이 골고루 씹힐 수 있도록 이동과 분배를 해주며 다 저작咀嚼이 된 음식물을 식도로 정확히 밀어 넣어 주는 역할을 한다.

두 번째는 맛을 보는 기능을 갖고 있어 오미五味(신맛, 쓴맛, 단맛, 매운맛, 짠맛)를 느끼고 식욕을 촉진하는 기능과 과도한 맛이 몸 안에 들어가지 못하도록 뱉어 내는 기능이 있다.
세 번째는 발성 기관의 역할을 해서 소리를 내는 기능이 있다.

네 번째는 사랑을 하는 사람과 감정을 나누는 기능도 갖고 있다.
심장에는 피가 항상 순환하여야 하듯이 혀는 항상 침 속에 있어야 하며 적어도 침이 혀를 감싸고 있어야 한다.

침이 적어지면 혀가 마르게 되고 심신이 극도의 자극을 받으면 혀가 바싹 바싹 마르는 것을 대개 다 한 번씩은 경험을 해 보았을 것이다.

또한 심장이 피곤하면 혓바늘이 돋고 혀에 하얀 백태가 끼는 것도 느껴 보았을 것이며 몸 안에 피로와 혈전血栓이 많이 누적되면 혀뿌리가 검푸른 색으로 변하는 경험도 대부분 느껴 보았을 것이다.

혀는 뇌신경과 직접 연결되어 있어 중추로부터 명을 받아 말을 하고 음식을 삼키는 역할을 하게 되는 것이며 우리의 감정을 표현하고 언어를 통해 관계를 역어가는 가장 중요한 기능을 갖고 있다.

그러므로 중풍을 맞아 뇌신경의 활동이 원활하지 못하면 혀가 말리고 말이 제대로 나오지 않는 것이다. 또한 옛 글에 보면 "네 몸으로 들어가는 것이 너를 죽이지 않고 네 몸에서 나오는 것이 너를 죽일 것이니 항상 혀를 조심하라."는 내

용이 있다. 일러 설화舌禍라 한다.

天符呪에 心依性 有善惡 善福惡禍라 하셨으니

마음은 본성에 의지해 일어나니 선과 악이 있느니라.
마음을 착하게 쓰면 복이 되고 악하게 쓰면 재앙이 닥쳐오느니라.

본성에 의지해 일어나는 마음이 표현되는 것은
70%가 혀를 통해 말로써 표현되며
30%는 몸의 동작 즉 제스츄어에 의해 표현되는 것이다.
그러므로 혀는 착하고 아름답고 좋은 말을 하는 데 사용하여야 복을 짓게 되는 것이다.

공부에 도움이 되는 글

1. 의지와 극기

징기스칸의 멋진 글

집안이 나쁘다고 탓하지 말라.
나는 아홉 살 때 아버지를 잃고 마을에서 쫓겨났다.

가난하다고 말하지 말라.
나는 들쥐를 잡아먹으며 연명했고, 목숨을 건 전쟁이 내 직업이고 내 일이었다.

작은 나라에서 태어났다고 말하지 말라.

그림자 말고는 친구도 없고 병사로만 10만. 백성은 어린애, 노인까지 합쳐 2백만도 되지 않았다.

배운 게 없다고 힘이 없다고 탓하지 말라.

나는 내 이름도 쓸 줄 몰랐으나 남의 말에 귀 기울이면서 현명해지는 법을 배웠다.

너무 막막하다고. 그래서 포기해야겠다고 말하지 말라.

나는 목에 칼을 쓰고도 탈출했고. 뺨에 화살을 맞고 죽었다 살아나기도 했다.

적은 밖에 있는 것이 아니라 내 안에 있었다.

나는 내게 거추장스러운 것은 깡그리 쓸어버렸다.

나를 극복하자 나는 내가 되었다.

2. 깨달음

무학대사의 농담

태조 이성계가 어느 날 무학대사를 놀리기 위해 농담을 하자고 제안을 하였다.

무학대사께서 빙긋이 웃으며 화답을 하고.

태조께서 대사는 "돼지요."하고 말을 던지시니 무학대사가 대하기를 임금님께서는 "부처님이십니다."하고 말했다.

태조께서 화를 벌컥 내시며 "아니 농담을 하자고 했는데 대사께서는 내게 아부하는 것이요."하자.

무학이 말씀하시길

"예, 아닙니다.

돼지 눈에는 돼지만 보이고 부처님 눈에는 부처만 보이는 것이지요."라고 대답해 두 분이 파안대소하였다는 이야기가 전해온다.

양생의 도養生之道

이제부터 마음과 몸과 기운을 기르고 운용해서 양생의 도까지 올라가는 공부를 시작해 보겠습니다. 풍류도를 공부하는 모든 도반들은 '인생을 하늘 사람으로 살다가 죽어 하늘나라로 가겠다.'는 서원을 세워야 합니다.

하늘 사람이란 비록 천손天孫으로는 태어나지 않았더라도 육체의 습習에 얽매이지 않고 삶의 철리를 깨달아 육체적으로 건강하고 정신적으로 편안하며 기운이 조화를 이루고 항상 하늘에 감사드리며 외유내강한 삶을 살아 나감을 이르는 것이다.

즉 지감, 조식, 금촉 수련을 통해, 경전 공부를 통해, 도인체조를 통해 자신의 몸을 항상 이완된 상태에 놓을 수 있고 정신은 밝고 빛나며 기운은 맑고 깨끗하여 항상 밝고 온화하며 시원한 상태를 순간순간 유지하는 것이다.

선도仙道를 나라에서 가르치던 옛 조선시대에는 공자로부터 군자국이라는 칭송을 받았으며, 고구려 시대까지만 해도 세상의 법을 정하는 천자국이었다.
발해시대에는 중국인들로부터 해동성국이라는 존칭과 부러움도 받았던 것이다.

이러한 우리 선조들께서 천부경, 삼일신고, 참전계경, 중일경의 가르침을 포기하고 외래 종교와 주자학에 빠지면서 나라는 쇠약해지고 민초들의 삶은 피폐해지기 시작하였으며 급기야는 나라를 잃고 일본에 36년간의 지배를 당하게 된 것이다.

남의 종으로 살아온 일제 36년 동안 마음과 정신에 끼친 해독으로 정신을 잃고 있을 때, 이차 세계대전의 종전으로 일본으로부터 해방은 되었지만 공산 독재주의와 민주 자본주의가 이 땅에 들어와, 우리 스스로의 힘으로 나라를 세우지 못하고 좌익과 우익으로 나뉘어 서로 헐뜯고 싸우고 죽이다가 급기야는 남한과 북한으로 나라가 둘로 갈라지고 동족상잔의 육이오 사변의 참화를 겪으며 모든 것이 파괴되었다.

필리핀에서 원조를 받아 장충체육관을 지었던 1960년대 세계 최빈국 중의 하나였던 우리가 50여 년간의 각고의 노력으로 세계 10위의 경제력을 자랑하는 나라로 우뚝 자신의 모습을 세계에 드러냈다.

이제는 우리의 뿌리를 찾고 역사를 찾아서 온고지신溫故知新의 마음으로 우리 조상님들의 좋은 점을 오늘에 되살리고 나쁜 점은 과감히 뜯어고쳐 아름답고 빛나는 대한민국을 후손들에게 물려주어야 한다.
번영하는 통일 한국의 미래가 우리의 어깨에 짐 지워져 있는 것이다.

우리 시대에 환웅과 단군의 가르침이신 지감, 조식, 금촉의 삼법수련三法修鍊을 살려내어 건강하고 완성된 자아를 갖춘 인재들이 많아지고, 삶의 목표를 성통공완으로 삼고 인생을 살아가는 깨달은 나를 통해 가족이 행복해지며, 나의 행복을 남에게 나누어 줄 수 있는 홍익인간弘益人間을 사표師表로 삼아 인류와 세계를 평화롭고 행복하게 만들어 나가는 것이 풍류도를 수행하는 사람들이 갖추어야 할 마음자세이다.

그러면 이제부터 우리의 삶과 옛 조상님들의 가르침이 어떻게 연결되는지 함께 호흡과 수련 그리고 마음공부를 통해서 우리의 건강과 정신을 높여 나가는 방법을 같이 연구해 갈 것이니 적극 수련에 참여하여 주기 기대한다.

知我者昌 求是卽實을 항상 가슴 속에 간직하고...

나를 아는 자 창성할 것이요 구하는 대로 바로 실상實相을 얻으리라...

나를 찾아 떠나는 여정

이 글을 보는 그대는 누구요?

내가 누구인지 우리는 생각해 보고 살고 있는 것일까?

생각이란 무엇인가?

날生 깨달을覺... 깨달음이 일어나는 것을 생각이라 하는 것인가?
어디로부터?

눈에서 코에서 귀에서 입에서 혀에서 몸뚱이에서 들어오는 자극으로 우리의 생각은 일어나는 것인가?

그러면 이 생각은 어디에서 종합되고 조정되는가?

나는 과연 생각을 갖고 사는가? 생각 없이 살고 있는가?

아니면 내가 내어 놓아야 할 내 생각을 남에게 조정 당하면서 살고 있지는 않는가?

나에게 과연 정신은 있는가, 없는가?

정신은 생각을 모아 짜깁기해서 판단하는 그릇인가 아닌가?

과연 나의 정신은 어디에 가 있는가?

내가 지니고 있는가? 아니면 남의 정신에 내 정신이 놀아나고 있는가?

내 정신을 갖고 내 생각을 지배하면서 살수만 있다면....

정신의 어머니는 누구인가? 마음인가? 몸 인가?

마음은 무엇일까? 과연 착한 것이 마음일까, 악한 것이 마음일까?

아니면 악하지도 착하지도 않은 것이 마음일까?

아니면 착하고 악한 것이 마음일까?

마음은 어떻게 생겼을까? 마음에도 차렷과 열중쉬어의 자세가 있는가?

마음도 돈과 같이 쓸 수 있을까? 어떻게 쓰는 것이 좋을까?

무더운 여름 부채를 들고 나무 그늘 밑에서 물어본다.

나는 누구인가?

나를 찾아 떠나봅시다.

1. 나는 어디에 있는가?

거울 속에 있는가? 아니면 내 마음속에 있는가?
법당에 있는가, 교회에 있는가, 성당에 있는가 아니면 명륜당에 있는가?

나를 찾으려면 어디를 가야 하는가?

아니다. 밖에서 아무리 찾아보아야 찾을 수 없다.

우리 모두 골방으로 들어가자. 방에 널려져 있는 것들을 제자리에 놓자.

그리고 바닥을 쓸고 깨끗이 청소만 하자.

방 중앙에 방석을 놓고 반가부좌를 하고 편안히 앉아 눈을 감자.

숨을 고르자 하나부터 다섯까지 쉬면서 숨을 내쉬고 다시 다섯을 쉬면서 들이 마시자.

머리끝 백회에서 목으로 어깨로 가슴에서 배로 넓적다리로

무릎에서 정강이 발등 발가락 끝으로 힘을 쭉~빼고

손가락 발가락 끝으로 내 몸의 탁기가 빠져나가고

내 마음에서

미워하고

싫어하고

화내고 의심하며
슬프고 후회하는
마음이 빠져나가는 것을 상상하고
빠져나가는 것을 관찰하자.

내 몸이 새로워지고 내 기운이 맑아지고 내 마음의 구름이 걷히고 밝아지는 것을 느끼자.

2. 이완弛緩

깨끗하게 정리한 작은 골방에서 편안히 반가부좌로 앉아 허리를 쭉 펴고 내 마음으로 지시하면 머리끝 백회에서 귀 목 어깨 등 허리 엉덩이 넓적다리 종아리 발뒤꿈치를 지나 내 몸의 탁기와 내 마음의 어리석음과 성냄과 욕심내는 감정이 열 손가락 끝과 열 발가락 끝으로 검은 연기가 빠져나듯 탁기가 빠져나가는 것을 느꼈을 것이다.

입에서는 단침이 고이고 하루 종일 과도한 노동으로 긴장되었던 근과 육과 피부가 이완이 되면서 숨쉬기도 편해지고 뇌파도 내려가며 하품이 나고 눈물이 나는 분도 있을 것이다.

방귀가 나는 분은 시원하게 가스가 나가게 문을 열어 주고 트림이 나는 분은 트림을 하면 된다.
여러분들이 스스로 자신의 몸과 대화를 시작한 효능이며 기氣를 느끼고 나를 찾아가는 첫 번째 큰 발걸음을 시작한 것이다.

우리는 순간순간 살아가면서 긴장하고 걱정하면서 살아간다.
우리의 정신 작용에서 일어나는 자극은 우리 몸을 형성한 힘줄과 살집 피부에 뭉치게 되며 이 긴장이 심해지면 기의 흐름을 관장하는 경락이 굳어지게 된다.

경락이 굳어지면서 기의 흐름이 느려지고 엉키게 되면 가슴이 답답하고 심장의 박동이 불균일하게 되어 혈액의 흐름에 이상이 생기게 되는 것이다.
그러므로 긴장을 이완으로 바꾸고 걱정하는 나를 잘 들여다보면 70%는 쓸데없는 걱정을 하고 있다는 것을 깨닫게 된다.

즉 하나에서 다섯까지 수를 세면서 호흡을 시작하고 내 의식으로 내 몸의 긴장과 사기와 탁기를 빼주게 되고 마음의 쓸데없는 걱정을 정리하면 바로 이완을 시작한 것이다.

3. 옥玉침 마시기

나만의 작은방 안에서 편안히 몸과 마음과 기운을 이완시키고 앉아 하품과 트림 방귀 등으로 내 몸 안에 가득 차 있는 활성 산소와 탁기를 몸 밖으로 내 보내고 나면 졸음이 오는 경우가 많다.

이때 과도한 육체노동으로 몸이 지쳐 있는 분들은 다리를 풀고 편안히 누우면 도움이 된다.
편안히 누워 양손을 배꼽 밑 3cm 아래의 하복부에 남성은 왼손이 위로 가고 오른손이 밑으로 가게 손을 포개 얹어 놓는다. 여성은 오른손이 위로 가고 왼손이 아래로 가게 놓고 눈을 감고 입안에 고이는 맑은 침을 와인을 마시듯이 세 번에 나누어 삼킨다.

마치 와인 방울이 목젖을 타고 내려가듯이 침이 구슬 형태로 변해 내 목을 타고 내려가는 것을 느끼도록 의식을 집중한다.

앉아서 수련하시는 사람들은 반가부좌를 하고 앉아 두 손을 배꼽 및 3cm 밑에 오른손을 밑으로 왼손을 위에 올려놓고 엄지손가락이 서로 마주 보게 수결을 하고 침을 모아서 세 번에 나누어 끊어 삼킨다.

여성 수련자들은 손의 방향이 왼손이 아래로 오른손이 위로 올라가게 얹어 놓는다.
침이 내려갈 때 목젖을 지나 식도를 타고 구슬방울과 같이 돌돌 굴러서 위로 들어가는 모습을 상상하면서 침을 삼킨다.

침이 잘 나오지 않는 사람은 아직 이완이 잘 안 된 상태이기 때문에 더욱 몸과 마음을 느슨하게 풀어 주는 것이 좋다.
그래도 침이 나오지 않으면 혓바닥을 입천장에 대고 힘을 약간 주어 밀어준다. 잇몸 주위로 혀를 돌리고 아랫잇몸을 혀끝에 힘을 주어 밀어주면 옥침이 나오는 것을 느낄 수 있다. 침을 삼키기 전에 숨을 들이 마셨다 다섯을 쉬면서 내쉬고, 호흡을 멈춘 상태에서 침을 삼켜야 의식이 집중된다.

침을 삼키면서 구슬이 되어 내려가는 것을 느끼는 수련자들은 위胃에 도착한 구슬이 확산되면서 기화氣化하는 것을 느끼도록 집중한다. 특히 위장이 거북하거나 불편한 사람들은 기화氣化된 침이 위벽에 헐어 있는 부분을 감싸고 봉합시키며 윤기 있게 만들어 주는 것을 상상하면서 침을 삼킨다.

매일 수련을 하면 어느 날부터인가 위산의 분비가 정상화되고 트림이 없어지고 거북함도 사라지며 식욕이 살아나고 위가 건강해지면서 면역력이 강해지는 것을 느끼게 될 것이다.

매일 자기 전에 이완과 옥玉침을 마시는 수련을 30분씩 수련하면 편히 잠을 자고 가벼운 몸으로 깨어나게 될 것이다.

풍류도 도인법 수련과 삶의 변화

건강 도인체조와 이완과 옥침 마시기를 열심히 해 보셨나요?

이 세 가지를 생활화한다면 여러분들은 누구보다 강한 자연치유력과 면역력을 갖게 되어 감기나 질병에 걸리지 않고 건강한 삶을 유지할 수 있을 것입니다.

성장기의 어린아이들 입안에는 항상 맑은 침이 가득 고여 있어 입안에 침 마를 시간이 없는 것을 여러분들은 모두 경험하면서 성장하였을 것입니다. 우리 몸 안에서 60조兆의 세포가 침과 정액精液(호르몬)을 만들기 위해 노력하는 것을 감사히 여기고 입안이 바싹바싹 타는 삶을 사는 것이 아니라 입안에 침이 항상 가득 고여 있는 삶을 살도록 노력합시다.

침이 나오지를 않거나 입안이 마르시는 분은 수련을 하기 전에 생수 한 모금을 입안에 넣고 우물우물하면서 혀를 돌리게 되면 침이 나오게 되니 이것을 세 번에 나누어 마시며 구슬화 시켜 목젖과 식도를 타고 내려가게 하고 위에 당도해서는 기화할 수 있도록 의식적으로 노력을 하시기 바랍니다. 여러분의 입안에 침이 고이기 시작하면 여러분의 피부가 윤택해지고 주름과 잡티가 서서히 없어지는 것을 느끼게 될 것입니다.

저녁에 잠들기 전에 하루 일과를 정리하면서 몸의 구석구석을 찾아가 이완을 시켜 주고 우주의 기운이 내 몸을 감싸고 정기正氣를 충전시켜 줄 때 내 입안의 침을 옥침으로 만들어 기화시켜 하늘에서 들어오는 정기와 하나 되게 만들어 단전에 가득 보관할 때 정精이 충일充溢해지고 기가 장壯해지는 정충기장精充氣壯의 단계가 몸 안에서 일어나게 됩니다.

정충기장精充氣壯의 첫 단계가 이완과 옥玉침 마시기임을 잊지 말고 매일매일 실천 수련하기 바랍니다.

예부터 선도를 수련하는 분들에게는 치매라는 것이 없었습니다.

그러므로 이 수련은 여러분들을 선도 수련의 세계로 안내할 것이며 현대의 문명과 문화를 즐기면서 옛 신선들 같이 살아가는 승유지기乘遊至氣의 삶을 살게 될 것입니다. 또한 나이 들어 혹시나 나도 걸리지 않을까 걱정하는 치매로부터 여러분을 자유롭게 해 줄 것입니다.

사람이 병이 걸려 죽어 갈 때 대부분 허리나 엉덩이의 고관절 골절로 운동을 못 하게 되고 근골이 약해지면서 죽음의 길로 들어서게 됩니다.

이제부터 잠자리에서 깨어나 바로 일어나지 말고 15분 정도 건강 도인체조로 굳어져 있는 근골을 풀어주고 일어나 생활을 시작하기 바랍니다.

知我者昌 求是卽實

나를 깨달아 아는 자 창성할 것이요 구하는 대로 바로 실상實相을 얻을 것이다.

활기차고 아름다운 하루가 되기를 바랍니다!

건강 도인체조 健康 道人體操

발간된 책의 50%는 무상으로 필요한 분들과 단체에 전달하고 있습니다.

건강 도인체조를 실천해 보시고 효과를 보신 분들은 풍류도 회원으로 가입하여 주실 것을 권유 드립니다.
회원들께는 앞으로 발간될 책을 받아 보실 수 있는 기회를 제공하고 공개 강의에 초대하여 함께 수련하는 기회를 나누도록 하겠습니다.

풍류도 수련 동영상과 회원 가입 신청서는 조만간 유튜브 건강 도인체조 풍류도에 올릴 예정이니 함께 하시기 바랍니다.

그림으로 재미있게 배우는

건강 도인체조

초판 1쇄 발행 2018년 1월 10일

지 은 이 | 윤 태 호
발 행 인 | 윤 진 영
펴 낸 곳 | 도서출판 대학서림
주 소 | 서울시 종로구 혜화로 2길 8 우편번호 03076
전 화 | (02) 763-1220, 744-2811
등 록 | 1965.1.20
번 호 | 1-88
ISBN | 978-89-6940-167-0 10510